校园实用急救技术

——院前处置

主 编◎金 华 邓婉蓉

全国百佳图书出版单位

中国中医药出版社

·北 京·

图书在版编目（CIP）数据

校园实用急救技术：院前处置 / 金华 , 邓婉蓉主编 .

北京 : 中国中医药出版社 , 2025. 2

ISBN 978-7-5132-9295-5

Ⅰ . R459.7-49

中国国家版本馆 CIP 数据核字第 2025FT2172 号

中国中医药出版社出版

北京经济技术开发区科创十三街 31 号院二区 8 号楼

邮政编码　100176

传真　010-64405721

河北省武强县画业有限责任公司印刷

各地新华书店经销

开本 880×1230　1/32　印张 8.25　字数 189 千字

2025 年 2 月第 1 版　2025 年 2 月第 1 次印刷

书号　ISBN 978 - 7 - 5132 - 9295 - 5

定价　49.00 元

网址　www.cptcm.com

服 务 热 线　010-64405510

购 书 热 线　010-89535836

维 权 打 假　010-64405753

微信服务号　zgzyycbs

微商城网址　https://kdt.im/LIdUGr

官 方 微 博　http://e.weibo.com/cptcm

天猫旗舰店网址　https://zgzyycbs.tmall.com

如有印装质量问题请与本社出版部联系（010-64405510）

前 言

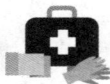

　　在瞬息万变的现代社会中，急救知识已逐渐成为每一位公民应当具备的基本素养。本书旨在为非医学专业的广大学子及社会各界人士提供一本科学、实用且易于理解的急救知识普及读物，以期在紧急情况下，能够成为守护生命安全的重要工具。

　　本书精心构建了八大章节，全面而系统地介绍了多种紧急状况下的院前急救方法。我们摒弃了复杂的医学术语，转而采用通俗易懂的语言，结合生动的案例与科学的原理阐述，使读者在轻松愉悦的阅读体验中，深刻理解急救知识的核心要义。

　　在内容编排上，我们注重条理性与逻辑性，将急救措施分解为清晰可操作的步骤，并辅以直观的图解说明，确保读者能够一目了然，迅速掌握。无论是初识急救的新手，还是希望进一步巩固知识的读者，都能在本书中找到适合自己的学习路径。

我们深知，在紧急关头，每一秒都至关重要。因此，本书致力于培养读者的急救意识，使其在面对突发状况时能够迅速做出正确判断，采取有效措施，为生命争取宝贵的时间。我们相信，通过本书的学习，每一位读者都能成为自己及他人生命安全的守护者。

　　在此，我们诚挚地邀请您翻开这本急救宝典，与我们一起踏上这段意义非凡的学习之旅。

金华　邓婉蓉

2025 年 2 月

目 录

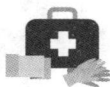

第一章　现代急救

通常，我们所说的急救主要强调的是院前急救。院前急救是一门快速发展的新兴临床医学专业，是指到达医院前急救人员对急症或创伤患者开展现场及转运途中的医疗救治。院前急救、院内急诊、危重症监护三位一体，构成我国完整的急诊医疗服务体系（emergency medical service system，EMSS）。院前急救主要包括现场的呼救急救、途中的监护救治等环节。

在现代急救概念中，我们更注重现场急救，它是院前急救的重要环节、首要环节，就是当人体受到意外创伤或发生危急重症时，在救护车、医生或其他专业救护人员到达之前，由急救员给伤者或突发疾病患者施行及时帮助和治疗的一种救护措施，也包括清醒患者的自救。急救针对的内容十分广泛，既包括心脑急症、猝死等日常生活中的危重急症，也包括急性中毒、意外伤害等突发事件造成的伤害。

院前急救可以在医院以外的任何时间、任何场合，针对各种急性危重症，以及突发性危机事件中的患者展开。急救能使患者迅速脱离危险环境，急救人员及时快速进行现场评估、抢救、护理、转运、途中监控病情、安全送往医院，可以挽救患者生命，减少并发症和后遗症，避免患者病情恶化，降低死亡率，为患者入院后的抢救治疗赢得时间、创造条件。院前急救是医学中不可替代的重要组成部分，是医疗战线的最前沿，是挽救生命的主战场之一，有时也是最后一道防线。

因此，健全和完善院前急救体系，培养和建立一支高素质的救援队伍，经过急救知识和急救技能的培训，初步掌握一些基本的生命支持技术，包括心肺复苏术、包扎止血术等，以便能随时随地投入急救行动中去。

学生是社会的希望，更是国家的未来。年轻人愿意探索新鲜事物，有着很强的接受能力。将急救知识引入校园，不仅能让广大师生真正掌握简单有效的急救技术，更有助于学生活学活用，让急救技能在现实生活中发挥更大作用。在一些紧急情况下，即使没有专业急救人员在场，利用本章讲授的知识和操作方法，你也可以为患者提供及时、必要的帮助。

第一节　现代急救新理念

一、现场应急救护的目的

现场应急救护的目的主要有三个：第一挽救生命，第二防止恶化，第三促进恢复。这三个目的是有次序的，没有弄清楚这一点，或者在现场这一点执行得不到位、不坚决，有时就可能造成灾难性后果。

救护的首要目的是挽救生命。例如在一个车祸现场，有人受伤了，同时汽车随时可能发生爆炸或者再次倾覆。这时候，急救者首先要做的是迅速把伤病员转移到安全地带，以保证伤病员和急救者本身的生命安全。如果对这个首要目的概念模糊或执行不力，急救者此时很可能犯两种错误，第一种就是教条地认为，骨折伤病员不可以随意搬动，便不去移动他们；第二种就是过早地考虑防止恶化、促进恢复等内容，在一个极端危险的环境里开始检查伤病员的伤情，甚至着手对其伤口进行包扎、处理等。

第二个目的就是防止恶化。举例来说，创伤最容易导致的结果就是出血。成年人的血量只有 5L 左右，当受伤后失血超过 1500mL，即总血量的 30% 以上时，就可能导致昏迷甚至休克，继续失血将危及生命。此时，进行及时有效的止血，就是典型的防止恶化的做法，对伤者后期的恢复有着不可估量的价值。

第三个目的是促进恢复，即采取一切措施，向着有利于伤者后期治疗、身体及心理康复的方向努力。这个阶段有一个常常被忽视的问题，即对伤者进行现场心理安慰和疏导。人在极端危险乃至恐怖的遭遇和环境里，心理很容易受到巨大冲击，这些冲击造成的创伤有时候比肉体的伤口还难以愈合，因此，急救者在救护现场，要尽量用语言、动作等对伤者进行安抚，最大限度地帮助伤者实现康复。

二、现场应急救护的原则

在现场救护过程中，我们要遵循的原则概括起来有以下五个。

（一）保证安全

这个原则之所以放在第一位，是因为我们提倡"保己救人"。如果急救者本身不安全，受到了伤害，就不能有效地救助他人，而且还会给现场救援带来更多的困难。所以，任何人在参与救援行动之前，首先就是要做好环境安全的评估，同时保证自身的安全。只有确保自己不会成为第二个甚至第三个受害者乃至受难者，救援的行动才可能顺利完成。在发生事故的现场，极有可能仍然存在着危险因素，急救者在进入现场前必须先观察、考量环境是否安全。

1. 现场可能存在的主要危险因素

（1）交通事故中受损的汽车是否有起火、爆炸或者再次倾覆的危险。

（2）是否有脱落的高压电线或者其他带电物体。

（3）是否有化学物质、腐蚀性物质、放射性物质、有毒气体如一氧化碳等发生泄漏。

（4）是否还会发生自然灾害，例如洪水、泥石流、海啸等。

（5）地震后的建筑物是否牢固，还会不会发生倒塌，余震是否还会发生。

（6）地面是否湿滑，有没有锐利的物体如破损的金属、玻璃等。

（7）其他危险因素，如天气是否酷热或严寒，是否有猛兽、毒蛇、野蜂等易伤害人的动物。

2. 应该采取的安全防护措施

（1）发生交通事故时关闭受损汽车的发动机，防止起火爆炸，同时拉起手刹，防止车辆滑动，在车后适当位置放置警示标志。

（2）抢救触电者时，要首先设法切断电源。

（3）戴防护手套，必要时穿防护服，避免划伤、扎伤。

（4）在室外遇到雷雨天气时，要避开高压线、大树，不要使用手机。

（5）在极端的气候环境下，要注意防暑降温或保温保暖。

（6）如果遇到难以排除的危险，要立刻呼救，争取救援。

（二）防止交叉感染

我们知道，患者的体液、血液、分泌物、排泄物或者呕吐物等很可能携带各种病菌，我们在给患者做人工呼吸时，对自身呼吸道的保护也属于这个范畴。虽然到目前为止还没有因为做心肺复苏导致施救者受到感染的报道，但我们仍然要做好自身的保护措施，为此我们的急救包里就配有呼吸面膜或者面罩。在救助创伤患者的时候，我们要佩戴手套。如果没有手套，可以用塑料袋等其他物品代替，避免接触患者的体液、血液等。有条件时戴口罩，处理有大量出血的外伤时应戴防护眼镜或防护面罩。

还有一点需要强调，既然患者的体液、血液等可能携有病菌，那么他们的衣物、随身的其他物品，以及我们在施救过程中佩戴过的手套等，就不能随地乱扔。急救者要对这些东西进行认真、有效的搜集和处理，例如用一个较厚的塑料袋把它们装好、密封好，防止对环境和他人造成二次污染或感染。

（三）及时、合理地救护，即"先救命，后治伤"

在任何情况下，抢救生命永远是第一位的，然后才去考虑伤病的情况。如果现场安全，不宜移动较重的伤者；如果现场存在危险因素，应将伤者转移到安全的地方做进一步救护，避免现场危险因素对其造成二次伤害。伤势较重的伤者避免进食、进水，以免造成窒息。

（四）心理支持

伤病员由于发生了意外情况或受到了伤害，常会出现情绪波动，例如烦躁不安、激动、冷漠及渴望离开现场、渴望看见亲人等。急救者要关心和理解伤病员的情感，耐心、认真地跟伤病员进行有效的沟通。

这些沟通包括：认真倾听伤病员的诉说，不随意打断，可以简单地点头或者应答；用稳重、温馨的语气跟伤病员说话，不要大声喊叫，更不能对伤病员进行呵斥；伤病员由于受到惊吓，可能会对他人的靠近产生抗拒情绪，急救者可以先和伤病员保持一定的距离，等其情绪稳定、允许你靠近的时候再靠近他；呼叫救护车后，急救者要尽量一直守候在伤病员身边，观察其伤情，安抚其情绪，直到救护车到来；救护的时候，你可以告诉伤病员你采取的救护措施，让其放心；情况允许时，可帮助伤病员与其亲友取得联系，请他们来协助救助，或让他们在电话里对其进行安抚。

（五）集体协作

一个事故发生后，其现场情况往往非常复杂，例如有多名伤员，需对重伤员的包扎、止血，在危急环境里对伤病员的转移，长时间的心肺复苏等，这些一般都不是一个人能够完成的，这时候，高效的集体协作就显得尤为重要。在急救现场，急救者为保证他人和自己的安全，有效地实施和完成救护，在任何时候，都应该学会积极调动所有能够调动的资源，寻求帮助和协作。这些帮助和协作一般包括以下内容：拨打急救电话；取来急救设备，如自动体外除颤器；维护现场秩序，如放置安全指示牌、疏散旁观者；帮助控制出血，如压迫止血、固定伤肢等；保管伤病员的财物；如有必要，协助转移伤病员到安全地带；如需长时间地实施心肺复苏，请接受过培训的人来轮流实施。

需要注意的是，现场也许有很多人没有接受过救护培训，他们通常会害怕，或者不知所措，急救者在请求他人协助或指挥他人时，语气要稳重，指令要简短、明确、坚决，以使协助者能够镇定、有效地执行指令。

三、启动急救反应系统

现场应急救护一般按照以下三个步骤七个程序来进行。这七个标准程序，也可用英文字母表示为 D、R、A、B、C、D、E。

D，danger，即评估环境是否有"危险"。

R，response，即检查伤病员"反应"。

A，airway，即检查伤病员"气道"。

B，breathing，即检查伤病员"呼吸"。

C，circulatory，即检查伤病员"循环"。

D，disability，即检查伤病员"清醒程度"。

E，exposure，即充分暴露检查伤情。

（一）第一步，评估环境

在事故现场，急救者要冷静地观察周围，判断环境是否存在危险，同时寻找患者受伤害的线索，这对判断伤情很有必要。如现场仍有危险，切不可盲目行事，必要时采取安全保护措施或呼叫救援。只有在确保伤病员、急救者及现场其他人员安全的情况下才能进行救护。如果无法保证环境安全，我们应该马上寻求更多的援助，例如拨打 119、110、120 等救援电话。

（二）第二步，初步检查和评估伤情病情

无论伤者情况如何，对伤员的评估过程和方法大致是相同的。但对危重伤病员来说，常需要一边评估一边进行抢救和处理。此时，应先处理可能危害患者生命的情况，特别是呼吸、心搏骤停的患者。只有在威胁患者生命的因素解除后，才能系统地进行详细检查并处理其他情况。总的来说，此步骤里包含 R、A、B、C、D、E 六个程序。

1. 检查反应（response）：检查反应，就是判断意识。急救者可以用双手轻拍伤病员的双肩，并对其大声呼唤："喂，先生，你怎么了？""女士，你还好吗？你听见我说话了吗？"有反应的或清醒的患者可能会回答你的问题。这时候你要告诉他你是来救助他的，然后征求他的同意并询问事故情况。如果患者没有反应，或者只能动弹、呻吟或轻哼等，那么情况就可能比较危重，应该立即呼救，自己拨打电话或者请他人拨打急救电话。

这里要注意两点。

第一点，轻拍重唤。用双手拍打伤病员双肩，动作要轻，不要太用力，因为我们不知道伤病员身体的哪个部位有伤，如果用力过大，有可能会加重其伤情；而呼喊的声音，尽量大一点（图 1–1）。

第二点，如果伤病员是一个婴儿，拍打的部位就不是双肩，而是足底。婴儿的足底是反应非常敏感的部位（图 1–2）。

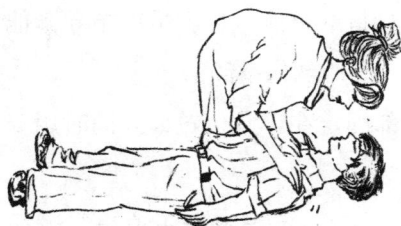

图1-1　拍肩

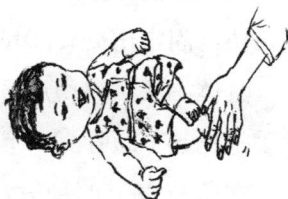

图1-2　拍足底

2. 检查气道（airway）： 如果一个伤病员没有反应，那就意味着他也许不能自主调节气道，有可能发生窒息。这时候，急救者就要打开他的气道，以保持其气道通畅。

如判断伤病员没有颈椎骨折的可能，急救员可采用"仰头举颏法"或"仰头抬颈法"。即头后仰，抬下颌，这是为了防止他的舌后坠。

具体方法：急救者一手（头侧手）压住患者额头，另一手食指中指并拢，托其下颌或颈部，双手共同用力，将气道打开，使其下颌角、耳垂连线与地面垂直，呈90°。特别要注意，在用手给患者"举颏"时，一定要避免压迫患者颈部的柔软区域或颏部下方，以免造成其窒息（图1-3，图1-4）。

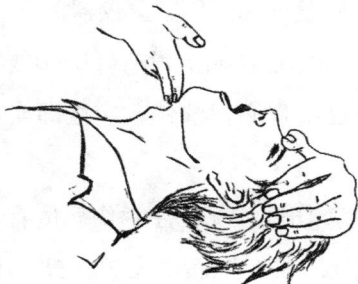

图1-3　仰头举颏法

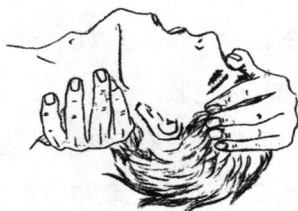

图1-4　仰头抬颈法

9

如伤病员昏迷又存在颈椎骨折的可能，急救员应指导其他人员协助固定伤员头部和颈椎，并用创伤举颌法。

具体方法：将伤病员的颈部固定在正常位置，并同时用双手手指托起下颌骨。

在施行以上两种方法时应注意：手指不能压迫患者颈前部、颏下软组织，以防止压迫气管；动作要轻，颈部上抬不要过度伸展，以防止用力过猛损伤颈椎；有假牙者应取出，清除口腔异物，如呕吐物、脏物等；儿童颈部易弯曲，过度抬颈反而会使气管闭塞，因此儿童不要过度抬颈牵张。

3. 检查呼吸（breathing）：急救者用眼睛上下扫视伤病员的胸部和腹部，观察有无起伏，判断其是否有呼吸，检查时间不超过 10 秒。

通常一个人一分钟呼吸的次数是 16 ～ 20 次，10 秒就是 3 ～ 4 次。考虑到伤病员在受伤情况下，呼吸有可能更慢或者更快，我们要将这个时间保证在 10 秒内，以便能观察到他的胸部或腹部的起伏。不要超过 10 秒是因为抢救的时间非常宝贵，不要在这个环节耽搁更多的时间。如果伤病员没有呼吸，或只是在喘息，则应立即实施心肺复苏和使用除颤仪器。

4. 检查循环（circulation）：如发现伤病员没有呼吸（或呼吸不正常），即可以假定伤病员已出现心搏骤停，应立即实施心肺复苏抢救。

如伤病员有呼吸，应继续检查伤病情况，注意伤病员有无外伤及出血，采取相应救护措施，并将伤病员安置于适当体位，以确保呼吸通畅。

5. 检查清醒程度（disability）： 在抢救过程中，要随时检查伤病员的伤病程度，判断伤病情是否发生变化。一个伤病员的清醒程度可以分为以下几个级别。

（1）完全清醒：伤病员眼睛能睁开，能正确回答急救者的问题。

（2）对声音有反应：伤病员对急救者的大声问话有反应，能按指令进行动作。

（3）对疼痛有反应：伤病员对急救者的问话没有反应，但对疼痛刺激有反应。

（4）完全无反应：伤病员对任何刺激都没有反应。

6. 充分暴露检查伤情（exposure）： 在伤病员情况较平稳、现场环境许可的情况下，应充分暴露其受伤部位，以便进一步检查和处理。

检查头部（眼、耳、鼻、口腔）、颈部、胸部、腹部、上下肢、骨盆、脊柱等，通过视觉、听觉和嗅觉发现伤病员的阳性体征。例如，通过视觉可发现患者肢体的变形、肿胀，嘴唇发绀、出血，皮肤上的针孔、皮下瘀血，不正常的胸部起伏、痛苦的表情、出汗、肌肉痉挛等；通过听觉可发现患者的呻吟、骨折的摩擦声、不正常的呼吸音等；通过嗅觉可发现酒精气味、丙酮气味、尿味（尿失禁）等。这些发现对正确评估病情将发挥很大的作用。检查的同时还要询问伤病员发生伤病的经历和病史，注意主要症状及发生的时间，如疼痛、口渴、发热、发冷、恶心、麻痹、无力等，这有利于对病情严重程度的评估。另外，检查时还应注意伤病员是否随身携带药物或医疗卡等能提示病史的线索。在检查完成后，要整理伤病员的衣裤，避免暴露伤病员的隐私。

（三）第三步，呼救

当我们发现伤病员伤病情严重，例如没有心跳、呼吸，或者出血量很大无法止住时，应及时拨打紧急求助电话请求支援，也可请周围的人帮助拨打电话。

拨打求救电话这个看似简单的动作，其实也是非常有讲究的，很多没有经过培训的人，往往在这个环节出现一些错误，或者做得不规范。

那么如何正确、规范地拨打求救电话呢？

首先，要保持镇定。

其次，要牢记求救电话的号码，中国大陆地区的紧急医疗电话是120。如果可能的话，急救者要把这个号码写在一张纸上，随身携带着，以免紧急情况下突然忘记。

然后，当拨通急救电话后，要清楚地回答急救中心接线员的询问，并简短说明以下情况。

1. 伤病员所在的具体地点，最好说明该地点附近的明显标志。

2. 伤病员人数。

3. 伤病员发生伤病的时间和主要表现。

4. 可能发生意外伤害的原因。

5. 现场联系人的姓名和电话号码。

最后，只有在接听者告知可以结束通话后，急救者才可以挂断电话。

四、等待救援

（一）大批伤病员的救护

重大事故现场常有大批伤病员等待救援。急救者不足时，要按照国际救助优先原则，也就是常说的简明检伤分类法救护伤病员。

应用简明检伤分类法可以区分伤病员的轻重缓急，按伤病员的紧急程度进行救助，使危重而有救治希望的伤病员得到优先处理。

检伤分类应由医务人员或者经过有关培训的急救者施行，通过初步的身体检查、评估，将危重伤病员筛选出来。伤病员的分类应以醒目的标识卡表示，标识卡的颜色采用红、黄、绿、黑四色系统。医务人员或急救者根据伤病员标识卡的颜色即可知道救治或转运的顺序。

这四种伤病员及其标识的具体指标如下。

第一优先，或称即刻优先：危重，红色。表示伤病员情况危重，有生命危险，如果得到紧急救治则有生存的可能。伤病员的症状为：呼吸频率大于每分钟30次，或者小于每分钟6次；有脉搏；毛细血管复充盈时间大于2秒；有意识或无意识。

第二优先，或称紧急优先：严重，黄色。表示伤病员情况严重但相对稳定，允许在一定时间内救治。伤病员的症状为：呼吸频率为每分钟6次到每分钟30次；有脉搏；毛细血管复充盈时间小于2秒；能正确回答问题，按指令进行动作。

第三优先，或称延期优先：轻度，绿色。伤病员可自行走动。

第四优先，或称致命、死亡：黑色。伤病员无意识、无呼吸、无脉搏。

特别提示：对伤病员进行初次检伤分类后，必要的时候还要在不同时段对其进行反复检查和记录，并比较前后检查结果的动态变化，对伤病情进行再评估，甚至再标识。

（二）伤病员体位

不适当、不正确的姿势和体位可能会给伤病员带来严重的问题，如果是重度伤病员，包括脊柱受到伤害者、孕妇、需要做心肺复苏的伤患者等，有些姿势和体位甚至可能造成致命性的后果。因此，为了维护伤病员的生命，防止伤病员受到二次伤害或影响他的预后康复，在救护车到来前，急救者应根据不同的情况，将伤病员放置于合适、正确的体位，并随时检查、记录伤病员的清醒程度、呼吸和脉搏。

伤病员体位大致分为四种。

1. 复原体位，又称"恢复体位"：从这个体位的形态来看，也可以直观地称为"侧卧位"（图1-5）。

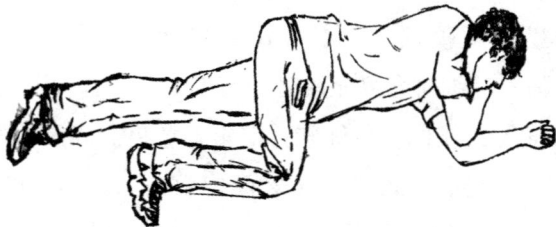

图1-5 复原体位

复原体位适合意识不清，但有正常呼吸，且不怀疑有脊柱损伤的伤病员。这个体位能够防止意识不清的伤病员的舌根后坠，同时，方便伤病员呕吐。

处理方法如下。

①急救者跪在伤病员一侧，将伤病员同侧的上肢外展，肘部弯曲成直角，置于头外侧。

②将伤病员对侧的上肢屈曲放在其胸前，手置于肩部。

③将伤病员对侧膝部弯曲，脚掌平放于地面。

④急救者用一手拉伤病员对侧肩部，用另一手拉伤病员弯曲的膝部，使其翻转成侧卧位。

⑤调整伤病员的头部，使其稍后仰，并使面部枕于手上，保持气道通畅。

⑥调整伤病员位于上侧的下肢，使伤病员髋关节和膝关节弯曲置于伸直腿的前方。

2. 改良的复原体位，又称"疑有颈椎损伤的体位"：改良的复原体位适用于怀疑有颈椎或脊柱损伤的伤病员。此时，伤病员在仰卧位可能不能保持气道畅通，或者伤病员口中有大量的分泌物或呕吐物，可将其置于这种体位（图1-6）。

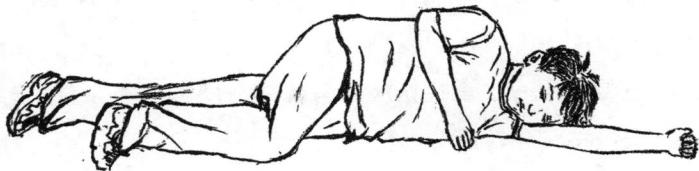

图1-6 改良的复原体位

处理方法如下。

①急救者跪在伤病员一侧，将伤病员对侧的上肢向上伸直，再将同侧的上肢放在其胸前。

②弯曲伤病员同侧的膝部。急救者一手承托伤病员头颈部，另一手推伤病员的髋部或膝部，使其翻转成侧卧位。

③急救者一只手继续保护伤病员的头颈部，并使伤病员一侧面部枕于伸直的上臂上，屈曲的下肢置于直腿的前方，保持伤病员脊柱呈一直线。

3.心肺复苏体位：从这个体位的形态看，也可以直观地称为"仰卧位"（图1-7）。

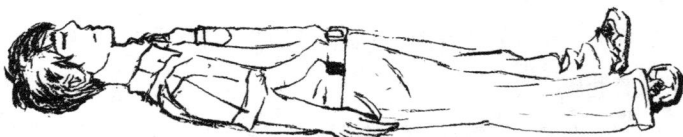

图1-7　心肺复苏体位

如果伤病员意识不清，且处于俯卧位，在做心肺复苏时，应将其翻转为仰卧位，并使其仰卧在坚硬的平面上，以便于检查呼吸。

处理方法如下。

①急救者跪在伤病员一侧，将伤病员双侧上肢向上伸直，将伤病员对侧足部搭在同侧小腿上。

②急救者用一手承托伤病员头枕部，用另一手抓紧其对侧腋下，缓慢将其翻转成仰卧位。

③将伤病员向上伸直的上肢放在其身体侧面。

要注意的是，翻转时应保持伤病员的头颈和脊柱呈一直线。此外，伤病员经过心肺复苏后，呼吸心跳恢复，或伤病员只是意识丧失，呼吸心跳正常，为防止其舌后坠或误吸，应将其翻转为复原体位。

4. 孕妇体位：伤病员如果是孕妇，应首选左侧卧的复原体位或改良的复原体位。

五、现场救护的其他注意事项

1. 当现场有易燃易爆物品或气体时，要避免有可能产生火星的行为，如开灯、打电话、吸烟等，以免引起火灾和爆炸。

2. 当进行有毒气体泄漏事故的急救时，救护车应停在污染区的上风地带，参加抢救的人员应佩戴防毒面具，在抢救中做好自身和患者的防护。

3. 如伤员有颈椎损伤可能时，一定要先上颈托，同时注意搬运的方式，以免损伤脊髓，引起高位截瘫。如怀疑有脊柱骨折，应严格按脊柱骨折的搬运方法进行搬运。如有四肢骨折，应先给予固定再搬运。

4. 伤员被硬物夹住或压住时，不能硬拉，必须把硬物撬开后再移动伤员，以免使伤员的损伤加重。

5. 当有异物插入伤员组织内时，不能轻易拔出异物，以免引起大出血，而应带着异物搬运。异物太长或与其他部分固定时，应将异物在体外的部分截断，然后再搬运。

6. 如是交通事故，在处理车厢内伤员时，只要车辆没有燃烧或爆炸的危险，应先就地对伤员进行评估和紧急处理，随后再搬运，盲目搬运有可能造成再损伤。

7. 处理高速公路交通事故时，为了防止交通事故的进一步扩大，保护现场人员的安全和现场的原始状态，除切断肇事车辆电源、开启危险报警闪光灯外，夜间事故还需打开示警灯、尾灯，"故障车警告标志牌"应设置在肇事车后 100 米外。如有人，应留人告诉后续车辆立即停靠在紧急停车带内，或慢速通过。告知不能参加救助工作的司机和乘车人迅速转移到右侧路肩上或者紧急停车带内。事故现场还应做好防火防爆措施，首先应关掉车辆的引擎，消除其他可能引起火警的隐患。事故现场禁止吸烟，以防引燃泄漏的燃油。载有危险物品的车辆发生事故时，如有危险性液体、气体发生泄漏，要及时将危险物品的化学特性，如是否有毒、是否易燃易爆、是否有腐蚀性，以及装载量、泄漏量等情况通知警方及消防人员，以便采取防范措施。

8.如伤员被埋压，使用工具挖掘埋压物时，一定要注意保证幸存者的安全。在接近被压埋人员时，不能再用利器挖、刨，要用手或不易使被压者致伤的工具扒挖，特别要注意分清哪是支撑物，哪是埋压物，不能破坏原有的支撑条件，防止对埋压者造成新的伤害。在挖掘时，挖掘人员要注意脚下，绝不能踩伤被埋压的伤员。尽量使被压者所处的封闭的空间与外界相通，使新鲜空气注入，让被埋压者改善呼吸状况。要用最快的速度使被埋压者的头部显露出来，立即清除其口腔、鼻腔内的尘土、异物，保持呼吸道通畅，然后使其胸部及身体其他部位露出。对窒息者，立即进行人工呼吸。对于自己不能出来的伤员，要使其全身暴露后再将其救出。

第二节　法律知识

《中华人民共和国民法典》由中华人民共和国第十三届全国人民代表大会第三次会议于 2020 年 5 月 28 日通过，自 2021

年1月1日起施行。其第一百八十四条规定：因自愿实施紧急救助行为造成受助人损害的，救助人不承担民事责任。

见义勇为、见危施救是中华民族传统美德。鼓励公民发现他人有医疗急救需要时，立即拨打"120"急救电话呼救。鼓励具备急救能力的公民在院前医疗急救者到达前，按照急救操作规范对需要急救的患者实施紧急现场救助。这个条款可以看作中国版的"好人法"，旨在鼓励任何人在任何时间、场所为有需要的人提供帮助和救治，而无须担忧承担法律责任。

每个人都有可能遇到突发状况。一旦倒地不起，大家面临三种选择，一是等待公力救济，这种救援很难做到非常及时；二是亲友救助，但很多时候无法第一时间联系到亲友；三是发生意外后身边的人提供帮助。《中华人民共和国民法典》第一百八十四条填补了此前的法律空白，规范了这类行为，从法律层面鼓励更多人勇敢伸出援手。鼓励见义勇为，保护热心救助人，免除其后顾之忧，倡导和培育乐于助人的良好道德风尚，树立和弘扬社会主义核心价值观。

《中华人民共和国民法典》第一百八十三条的规定避免了"英雄流血又流泪"的情况：因保护他人民事权益使自己受到损害的，由侵权人承担民事责任，受益人可以给予适当补偿。没有侵权人、侵权人逃逸或者无力承担民事责任，受害人请求补偿的，受益人应当给予适当补偿。例如受益人突发心脏病摔倒被好心人送到医院，他应该支付打车费。

紧急救助行为的构成要件，主要包括三个方面：一是救助人的紧急救助行为是基于自愿，也就是通常所说的见义勇为、助人为乐的行为，而不是专业救助行为。二是救助发生在紧急情势之下，即受助人的人身健康等处于紧急情况需要立即获得救助。三是受助人所受损害与紧急救助行为之间具有因果关系。如果损害的发生是因紧急救助之前或之后的救助人行为造成的，则不能适用《中华人民共和国民法典》第一百八十三条的规定予以免责。

见义勇为本是做好事，是值得称赞的事情，但部分见义勇为者事后被索要赔偿，引发社会舆论，导致部分人在面对他人需要救助的情况，不得不先考虑救助行为可能对自己造成的负面影响，因此踌躇不前，觉得"救不起"。

所以，"紧急救助的责任豁免"便是消除了见义勇为者挺身而出时的顾虑，有助于构建美好、和谐的社会。

一、患者隐私权

患者的隐私权是指患者拥有保护自身的隐私部位、病史、身体缺陷、特殊经历、遭遇等隐私，不受任何形式外来侵犯的权利。

急救所需的空间非但不能预先准备，甚至很多情况下，即使准备好也无法安置到设置场所内进行，只能就地处置。因此厕所有可能被当成产房，马路可能是高处坠落者的抢救现场，任何地方都可能成为实施心肺复苏术的诊疗空间。根据2010年《美国心脏病协会心肺复苏及心血管急救指南》，现场尽快进行胸外有效按压及减少中间间隔时间，更加有利于患者复苏。急救中要求现场进行充分复苏，因此现场滞留时间明显加长，且对任何患者必须进行全身查体，尤其是对外伤患者，必须检查其全身骨骼及大关节，必要时进行骨折固定方可转运，对开放性骨折患者常需剪开其衣物保护开放性伤口并固定。长时间的滞留可能引起群众围观甚至媒体采访拍摄。可能会有群众用私人设备进行拍摄，甚至在未经患者允许的情况下将其相关隐私上传至网络，对患者隐私造成损害。

二、隐私保护策略

1. 减少现场暴露时间

急救者应当第一时间判断是对患者进行现场救治，还是将其移到位置较好的场地，以减少患者现场暴露时间。

2. 现场场地控制设备

在急救现场可利用简易设备保护患者隐私，例如可用较大号的雨伞遮住患者头面部及相关隐私部位，不足之处是必须由专人负责此事。

3. 加强隐私控制宣教

加强宣传教育，提高市民的隐私保护意识，减少急救现场的围观拍照及传播行为。

第三节　心理应激

一、急救心理应激

急救者由于常直接面对事故灾害，更容易产生一系列的应激反应，如焦虑、忧虑、发呆、生气、注意力不集中、情绪起伏、胃口差、消化不良、睡眠不好等，严重者甚至开始不相信他人，影响其学习、工作表现及社会关系。尤其是突发事件发生后，会造成灾后特定的心理后果，医学上统一称为"灾后综合征"，也称急性应激反应。应激反应是灾害发生后会立即出现的心理反应，通常持续几个小时到几天，然后会恢复。如果在一个月内还未恢复，就会转变为创伤性的应激障碍，这种障碍不是短期能治愈的，如果不及时治疗，可能会伴随一生。

二、急救心理调节

当急救者所面对的悲惨场面超过他的心理承受能力时，他的心理防卫机制就会随之启动。急救者的心理防卫机制有时能帮助个体消除一些情感上的痛苦，但因其在某种程度上存在"欺骗自己"及"歪曲现实"等不良影响，不能真正有效地解决心理问题。因此，有必要让急救者学会自我心理调节，及时校正失衡心理，以免强烈的心理创伤导致心理障碍，引发精神、心理疾病和身体疾病。

首先，当遭遇困境或受挫，出现消极情绪时，急救者不能逃避，要正视消极情绪，要明白它是一种正常的反应，冷静下来对受挫及不良情绪产生的原因进行客观剖析和认真体验，以便有的放矢地找出最佳的解决方案。其次，急救者要敢于表达自己的情绪，这样才能有针对性和有效地控制情绪。盲目压抑和掩饰不良情绪，不利于急救者自身情绪的健康发展，也不利于良好人格的塑造。

合理宣泄是心理调节的一种常用方法，就是通过适当的途径（如交友、写日记、唱歌、呼喊等）将压抑的不良情绪释放出来。心理上放松自己，通过洗热水澡、按摩来缓解压力，参加运动竞技、文娱活动，应用语言暗示法、注意力转移法、冥想法、倾诉宣泄法等来缓解因救灾产生的各种心理应激反应。这种宣泄调节，能帮助我们逐渐脱离不良心理的阴影，积极健康地面对学习与生活。需要注意的是，宣泄要选择合理的方式，不择方式与不顾后果的尽情倾泻，可能如火上浇油，反而助长不良情绪，增添新的烦恼。

第二章 心肺复苏

心肺复苏（cardiopulmonary resuscitation，CPR）是为恢复心脏骤停患者的自主循环、呼吸和脑功能所采取的一系列急救措施。不仅医务人员要全员熟悉掌握心肺复苏的方法，社会人群亦应熟悉心肺复苏知识，以挽救更多患者的生命。本章所述的心肺复苏主要针对成人。

第一节 概 述

一、心肺复苏发展历程

早在 1700 多年前的东汉时期，张仲景（145—208）在其所著的《金匮要略》中已对缢死复苏方法进行过详尽阐述："救自缢死……徐徐抱解，不得截绳，上下安被卧之。一人以脚踏其两肩，手少挽其发，常弦勿纵之；一人以手按据胸上，数动之；一人摩捋臂胫，屈伸之。若已僵，但渐渐强屈并按其之，并按其腹。如此一炊顷，气从口出，呼吸眼开而犹引按莫置，亦勿苦劳之……"对照现代复苏方法注释为：①"安被卧之"是使其处于平卧体位。②"登肩挽发"可使患者头后仰，开放气道。③"以手按据胸上，数动之"，连续胸外心脏按压。④"摩持臂胫屈伸之"，屈伸臂胫，舒展胸廓，助以呼吸。⑤腹部按压助以通气和血液回流。⑥"呼吸眼开而犹引按莫置"，复苏有效后，强调了不可中断心脏按压，直至最终成功。这应该是世界上最早有关于心肺复苏的详细描述，可见我国最早采用的有效综合复苏方法已趋成熟。晋代葛洪（284—364）在其所著《肘后备急方》中述："塞两鼻孔，以芦管内其口中至咽，令人嘘之……更迭嘘之。"更直接描述了人工呼吸和复苏的连续性，还使用芦管作为"口咽通气管"，至今仍被国内外复苏者使用。

现代心肺复苏的基本框架始于 20 世纪 60 年代，1960 年马里兰医学会将胸外心脏按压与人工呼吸结合起来。1966 年美国国家科学院及美国心脏病协会联合召开心肺复苏会议，制定了心肺复苏（cardiopulmonary resuscitation，CPR）和心血管急救（emergency cardiovascular care，ECC）的标准与指南。1974 年美国心脏协会（American Heart Association，AHA）制定了第一个 CPR 指南。2000 年国际复苏联合委员会（International Liaison Committee on Resuscitation，ILCOR）和 AHA 制定并发表了《国际心肺复苏和心血管急救指南 2000》，此后该指南每 5 年进行一次修订，最新一次修订是在 2020 年 10 月发表的。现代心肺复苏包括基础生命支持、高级生命支持和心脏骤停后的管理三部分。

二、基本概念

心肺复苏（cardiopulmonary resuscitation，CPR）是指针对

心搏、呼吸骤停时采取的抢救措施，利用胸外心脏按压形成暂时的人工循环并恢复心脏自主搏动和血液循环，用人工呼吸代替自主呼吸并恢复自主呼吸，达到恢复苏醒和挽救生命的目的。

三、主要内容

1. 基础生命支持：基础生命支持（basic life support，BLS）又称现场心肺复苏，是维持人体生命体征最基础的救生方法和手段，是指专业或非专业人员在发病现场和 / 或致伤现场，对患者病情进行快速判断评估，采用徒手心肺复苏措施，在尽可能短的时间里，建立人工呼吸和循环支持，为心脑提供最低限度的血流灌注和氧供。

2. 高级生命支持：高级生命支持（advanced cardiovascular life support，ACLS）又称高级心血管生命支持，是建立在基础生命支持（BLS）的基础之上，由专业急救、医护人员应用急救设备和药品实施的一系列复苏措施。主要包括人工气道的建立、机械通气、循环辅助仪器、药物和液体应用、电除颤、病情和疗效评估、复苏后脏器功能的维持等，高质量、良好的BLS 是 ACLS 的基础。

第二节　心脏骤停

一、概念

心脏骤停（sudden cardiac arrest，SCA）是指各种原因导致心脏泵血功能突然停止，全身各组织严重缺血、缺氧，患者随即出现意识丧失、脉搏消失、呼吸停止。心脏骤停一旦发生，脑血流突然中断，10秒左右患者即可出现意识丧失，经及时救治可存活，否则将导致死亡。

猝死（sudden death）是指外表健康非预期死亡的人在外因或无外因的作用下突然和意外发生的非暴力性死亡。

心脏性猝死（sudden cardiac death，SCD）是指未能预料的，突发心脏症状后1小时内发生的以意识骤然丧失为特征的、由心脏原因引起的自然死亡。心搏骤停是SCD的直接原因和最常见的形式。SCD在心肌梗死心肌缺血、左室功能受损、室性心动过速患者中发病率较高，男性、高龄人群是猝死的高危人群。随着冠心病发生率的增加，我国SCD的发生率有增加的趋势。

二、病因

心脏骤停分为创伤型和非创伤型心脏骤停，以后者在临床上最为多见。主要有以下几大方面原因，见表2-1。

表2-1　心脏骤停病因

分类	原因	疾病或致病因素
心脏	心肌损伤	冠心病、心肌病、心脏结构异常、瓣膜功能不全
呼吸	通气不足	中枢神经系统疾病、神经肌肉接头疾病、中毒或代谢性脑病
	上呼吸道梗阻	中枢神经系统疾病、气道异物阻塞、感染、创伤、新生物
	呼吸衰竭	哮喘、慢性阻塞性肺疾病、肺水肿、肺栓塞

续表

分类	原因	疾病或致病因素
循环	机械性梗阻	张力性气胸、心包压塞、肺栓塞
	有效循环血量过低	出血、脓毒症、神经源性休克
代谢	电解质紊乱	低钾血症、高钾血症、低镁血症、高镁血症、低钙血症
中毒	药物	抗心律失常药、洋地黄类药物、β 受体阻滞剂、钙通道阻滞剂、三环类抗抑郁药
	毒品滥用	可卡因、海洛因
	气体中毒	一氧化碳、氰化物、硫化氢
环境		雷击、触电、低 / 高温、淹溺

心脏骤停病因可总结为 6 "H" 和 5 "T"，见表 2-2。

表 2-2　心脏骤停病因总结

6 "H"	5 "T"
低血容量（hypovolemia）	中毒（toxin）
低氧血症（hypoxia）	心脏压塞（tamponade，cardiac）
氢离子 / 酸中毒（hydrogenion/acidosis）	张力性气胸（tension pneumothorax）
高 / 低钾血症（hyper/hypokalemia）	冠状动脉血栓或肺栓塞（thrombosis of the coronary/pulmonary）
低血糖（hypoglycemia）	创伤（trauma）
低体温（hypothermia）	

三、病理生理

心脏骤停使全身血流中断，导致全身组织急性缺氧，引起各组织器官的一系列病理改变。不同器官对缺血、缺氧损伤的耐受性有所不同，大脑是人体最易受缺血缺氧损害的器官，其次是心脏、肾脏、胃肠道、骨骼肌等。正常体温情况下，心脏停搏 5 ～ 10 秒即出现意识丧失，停搏 20 ～ 30 秒出现呼吸停止、面色发绀，停搏后 30 ～ 60 秒出现瞳孔散大，脑细胞开始死亡，此期如能进行及时恰当的抢救，患者有 90% 复苏的可能。如果停搏超过 4 ～ 6 分钟，脑细胞即发生不可逆的缺血缺氧损害，此时抢救，复苏成功率下降为 60%，若心脏骤停 10 分钟内未行心肺复苏，则复苏成功率几乎为 0，因此，在心脏骤停后要尽早开始心肺复苏。

四、临床表现

心脏骤停临床表现如下。

1. 意识突然丧失，对刺激无反应，或伴有短暂全身性抽搐。

2. 心音及大动脉搏动消失。

3. 呼吸停止，或呼吸断续、喘息样呼吸。

绝大多数患者无先兆症状，少数在发病前数分钟至数十分钟有乏力、头晕、心悸、胸闷等非特异性症状。

心电图表现如下（图 2-1 ～图 2-4）。

1. 心室颤动（VF）：心肌发生不协调、快速而紊乱的连续颤动。心电图上 QRS 波群及 ST 段与 T 波的波形、振幅与频率极不规则。在心搏骤停的早期最常见，复苏成功率最高。抢救成功的关键在于实施高质量的心肺复苏和及早电除颤。

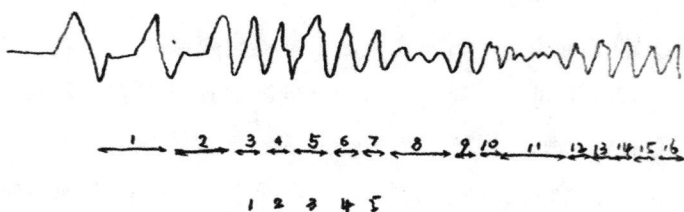

图 2-1　心室颤动

2. 无脉性室性心动过速是指出现致命性室性心动过速，但不能启动心脏机械收缩。

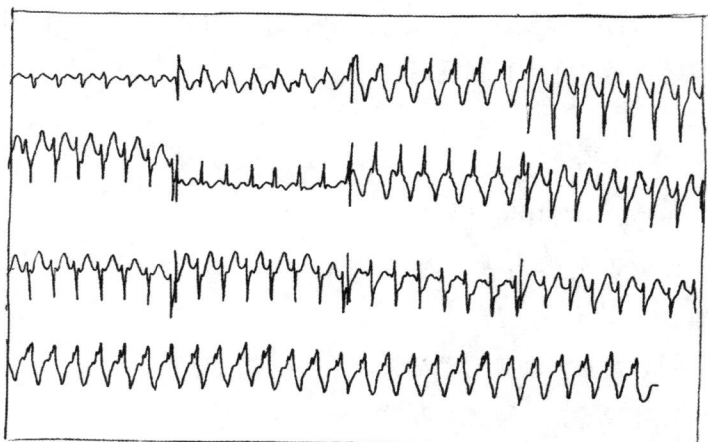

图 2-2　无脉性室性心动过速

3. 无脉性电活动也称为电－机械分离，是指心脏有持续的电节律，但无有效的机械收缩，心电图呈间断出现的、宽大畸形、振幅较低的 QRS 波群，频率小于 20 ～ 30 次 / 分。

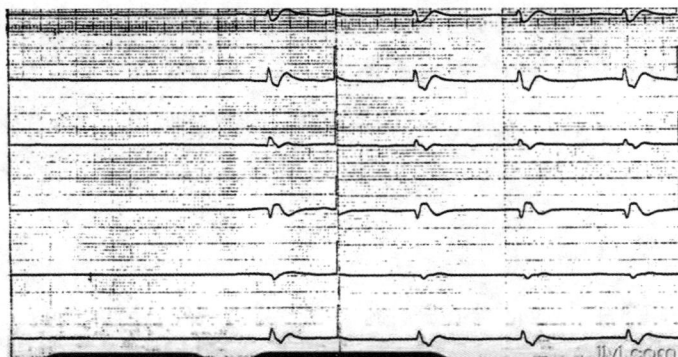

图 2-3　无脉性电活动

4. 心室停搏是心室完全丧失收缩活动，呈静止状态，心电图呈直线，复苏效果差。

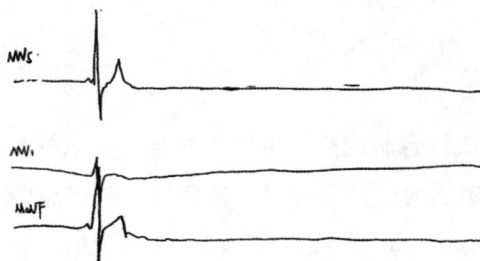

图 2-4　心室停搏

第三节　基础生命支持

基础生命支持（basic life support，BLS）是维持人体生命体征最基础的救生方法和手段，包含了生存链中前三个环节，即立即识别心脏骤停并启动急救系统（EMS）、早期高质量 CPR、快速除颤。目的是在尽可能短的时间里，用简单易

31

行的措施建立人工呼吸和循环支持，为心脑提供最低限度的血流灌注和氧供，以争取对患者采取进一步的救治。基本内容为CAB，即按顺序实施心脏按压（C）、开放呼吸道（A）和人工呼吸（B）。

一、适应证

BLS 的适应证是心脏骤停。是指心脏突然停搏，包含了 3 个基本要素。

第一，突然意识丧失，即通过拍双肩，在患者耳边大声呼唤等方式，患者均没有反应。

第二，呼吸停止或无效呼吸，即仅有喘息样呼吸。

第三，大动脉搏动消失（颈动脉、股动脉）。

二、禁忌证

2003 年美国急救医疗服务医师协会、美国外科医师协会创伤委员会发出了《创伤性呼吸心搏骤停：院前急救不予复苏或终止复苏指南》的联合声明，并收录入美国创伤急救体系评价标准。

1. 创伤导致的心搏骤停。严重的器官伤害（缺失、变形等）。

2. 失血导致的心搏骤停。无有效止血措施。

3. 中枢性心搏骤停。关键病变不在心脏。

4. 终末期疾病。治疗措施无效或遗嘱不复苏者。

三、生存链的概念

为了提高心肺复苏成功率，美国心脏协会（AHA）提出了心肺复苏生存链的概念，并将院内与院外心脏骤停区分开，使患者获得不同途径的救治。

1. 院外心脏骤停生存链：①立即识别心搏骤停并启动急救系统；②尽早进行心肺复苏，着重于胸外按压；③快速除颤；④有效的高级生命支持；⑤综合的心脏骤停后治疗。

其中，前三个环节第一目击者都能在现场做到。

2. 院内心脏骤停生存链：不同于院外抢救，院内心脏停搏生存链的实施应做好监测和预防，充分利用院内条件，迅速启动早期预警系统、启动紧急医疗团队系统，进行高效、高质量的院内心肺复苏。

生存链各个环节紧密连接，环环相扣，保证每个环节不脱钩，才能最大限度地救助生命。

四、成人 BLS 操作流程

需要指出的是，高质量的心肺复苏是非常强的体力活动，要求很高。所以，美国心脏学会在 2010 年 AHA《心肺复苏指南》中更强调团队抢救。即，有人心肺复苏、有人打急救电话、有人去取自动体外除颤器（AED）、有人接救护车、有人准备接替做心肺复苏，才能更好保障心肺复苏效果。以下内容介绍的是院外现场心肺复苏的操作流程。

心肺复苏

救助者从发现患者到完成心肺复苏，需要 8 个步骤。

1. 评估环境：判断事发地点环境中有无危险因素，如可能垮塌的建筑物、可能导致触电的电源及环境中是否存在有毒气体等，如有危险因素应及时排除，环境安全方可进入，并且做

好自我防护，表明身份，在征求亲属或周围人同意的情况下才可施救。接近伤员时，应尽量从脚的方向靠近，使神志清醒的患者精神有所准备（图2-5）。

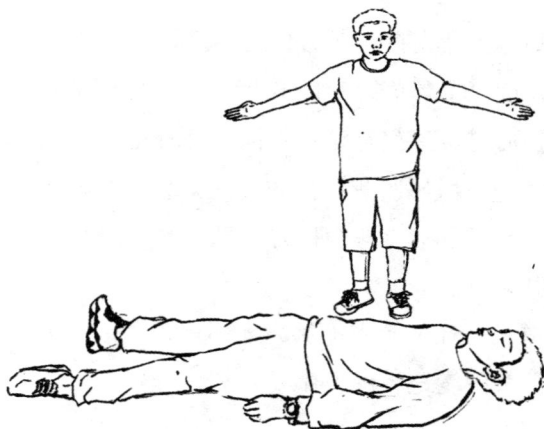

图2-5　评估环境

2. 判断意识： 救治者跪在患者任意一侧，身体中轴对准患者肩部连线，距离患者10cm，两腿分开与肩同宽。用轻拍重喊的方式来判断患者有无意识（图2-6）。

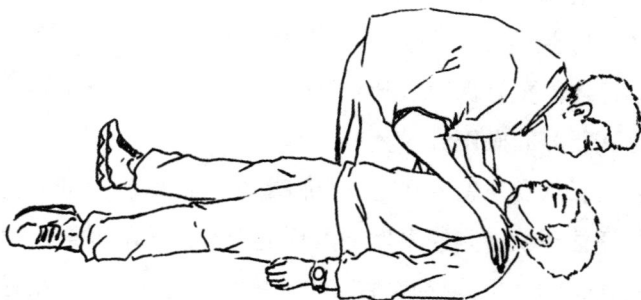

图2-6　判断意识

3. 高声呼救：患者无意识时，救助者要高声呼救，并指定专人拨打急救电话并协助救助（启动 EMS），同时请人取 AED 和帮助救助（图 2-7）。

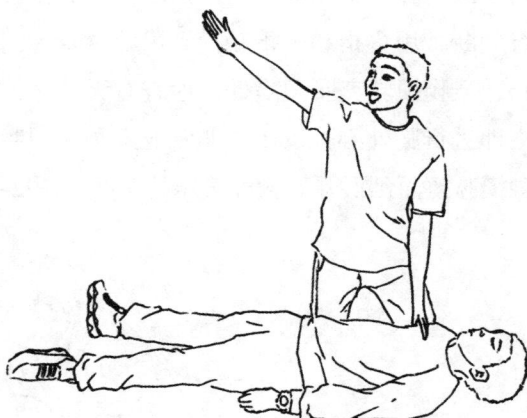

图 2-7　高声呼救

4. 翻转体位：救助者的一只手扶住患者头部，另一只手扶住对侧腋下，保证脊柱呈轴向整体翻转。随即，将患者翻转成仰卧位于硬平面上（图 2-8）。

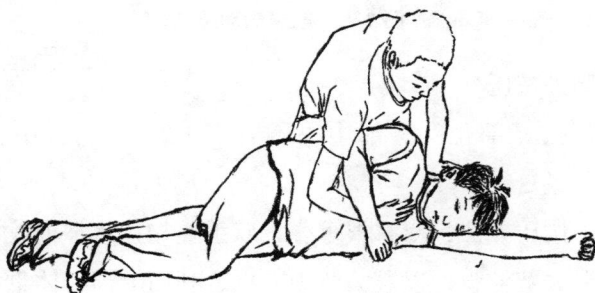

图 2-8　翻转体位

5. 同时判断呼吸和脉搏：判断时间不超过 10 秒。

（1）扫视胸腹有无起伏来判断有无呼吸。没有呼吸或叹气样呼吸时，立即施行胸外心脏按压。

（2）触摸颈动脉、股动脉搏动来判断有无心搏，首推触摸颈动脉进行判断，用食指和中指触摸到甲状软骨，向外侧下方滑 2～3cm，至胸锁乳突肌凹陷处，检查有无动脉搏动。若未扪及脉搏立即进行胸外心脏按压（非专业人员无须判断脉搏），亦不可因触摸脉搏而延误开始胸外按压的时间（图 2-9）。

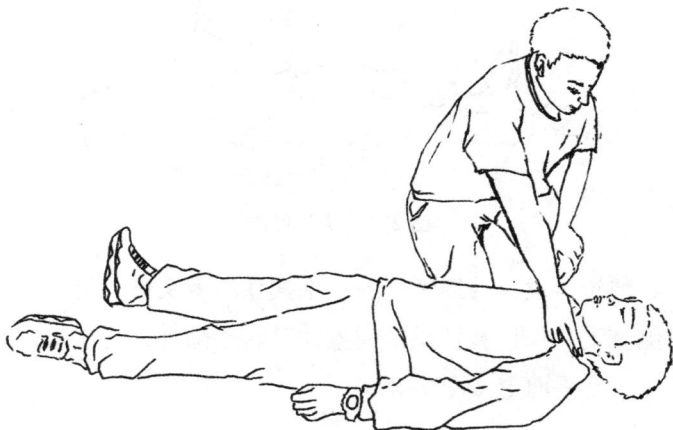

图 2-9　触摸颈动脉

6. 胸外按压

（1）按压部位：胸部中央胸骨下 1/2（定位：中指对准乳头）。

（2）按压方法：双掌根重叠，双手叠扣，将掌根放在按压部位，肘关节伸直，以髋关节为支点，利用上半身体重垂直向下按压 30 次，成人速率至少 100 次 / 分，不超过 120 次 / 分，按压深度至少5cm，不超过6cm。每次按压确保胸廓完全回弹，放松时，救助者的掌根不离开伤员胸部，按压和放松的时间相等（图2-10）。

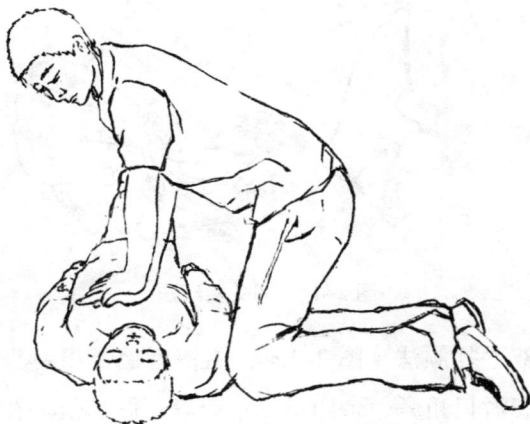

图2-10　胸外按压

7. 开放气道（A——airway）： 心脏骤停的患者舌根、软腭及会厌等口咽软组织后坠，导致上呼吸道梗阻，因此，畅通呼吸道是进行人工呼吸的重要步骤。在进行30次胸外按压后迅速进行开放气道操作。在开放气道的同时应清除其口中异物（义齿、分泌物等）。选用以下方法之一开放气道。

（1）仰头抬颏法（图2-11）：施救者一手掌根置于患者的前额，用手掌推动，使头后仰；另一手的食指、中指并拢置于下颌骨部，提起下颌，使下颌尖、耳垂连线与地面垂直。向上抬动下颌时，避免用力压迫下颌部软组织，避免人为造成气道阻塞。对于创伤和非创伤的患者，均推荐使用仰头抬颏法开放气道，但不适合疑有颈椎骨折的患者。

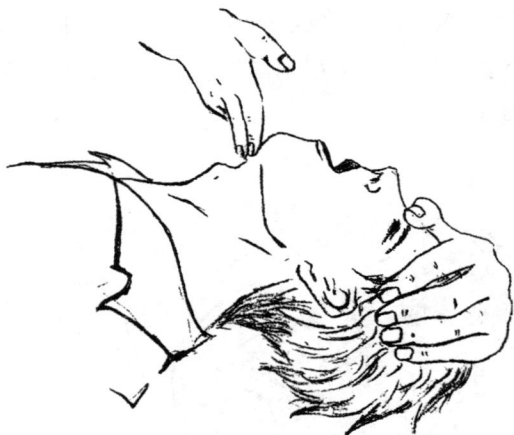

图 2-11　仰头抬颏法

（2）双手托颌法（图 2-12）：救治者位于患者头侧，两手拇指置于患者口角旁，余四指托住患者下颌部位。在保证头部和颈部固定的前提下，用力将患者下颌向上和向前抬起，使下齿高于上齿。此法可以减少颈部和脊椎的移动，当高度怀疑患者有颈椎受伤时适用。

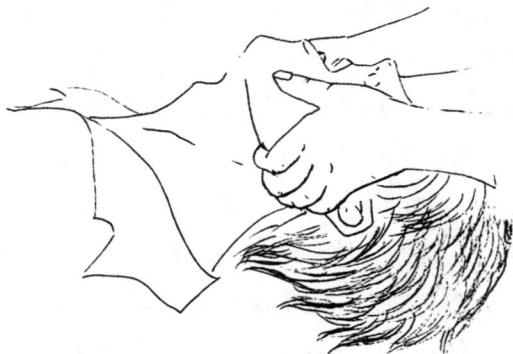

图 2-12　双手托颌法

（3）仰头抬颈法（图2-13）：救治者一手置于患者前额向后、向下压，使其头部尽量后仰，另一手将患者颈部向前上方抬起，使舌根不压迫咽后壁，对于颈椎骨折者，不适用此方法。

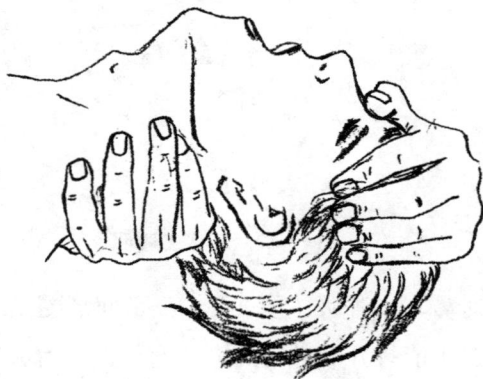

图2-13　仰头抬颈法

8. 人工呼吸（B——breathing）

人工呼吸是指通过徒手或机械装置使气体被动吹入肺泡，以达到维持肺泡通气和氧合的作用，再利用胸廓和肺组织的弹性回缩力使进入肺内的气体呼出，从而减轻组织缺氧和二氧化碳潴留。可选用以下方法之一进行。

（1）口对口人工呼吸（图2-14）：是最常用的向肺部供氧的急救措施。开放气道后，用按压患者额部的拇指和食指捏住患者鼻孔，吸气后用口包裹住患者口唇，避免漏气，缓慢吹气，时间超过1秒。吹气时，眼睛同时斜视胸廓，见胸部明显隆起即可。吹气2次后，再次进行胸外心脏按压，按压/通气时间比率为30∶2。如此循环直至患者恢复自主循环或有人接替心肺复苏。

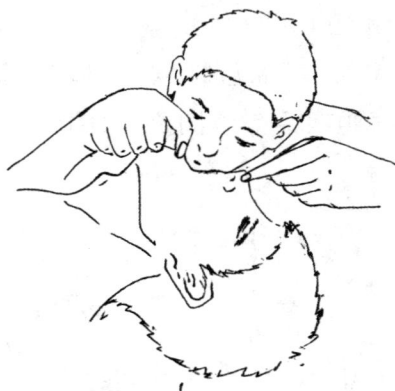

图 2-14　口对口人工呼吸

（2）口对鼻人工呼吸（图 2-15）：是面部受伤或其他原因导致患者口腔不能打开时进行的人工通气，救治者首先开放患者气道，稍上抬患者下颌使口闭合，将口封住患者的鼻子，同时用力向患者鼻孔内深吹一口气，移开救治者的嘴并张开患者口唇，让患者呼气。

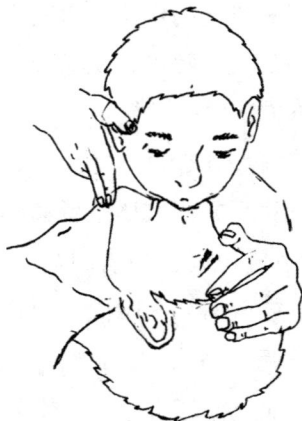

图 2-15　口对鼻人工呼吸

（3）球囊－面罩装置（图2-16）：可以在没有建立高级气道的条件时实现正压通气。开放气道后，将面罩紧密置于口鼻部，"E-C"手法固定面罩，另一手均匀用力挤压气囊，观察患者胸廓是否随着呼吸囊的挤压而起伏，每次送气量为400～600mL，频率为10～12次/分。

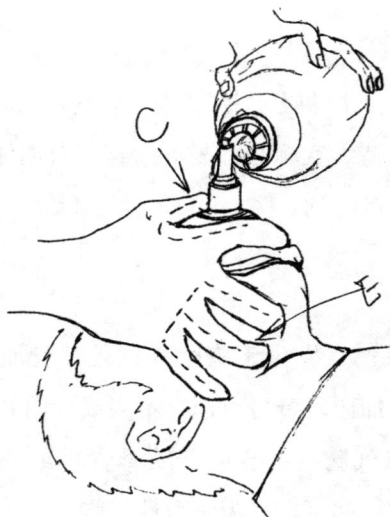

图2-16　球囊－面罩通气

9.早期电除颤：心室颤动约占全部心脏骤停的2/3，终止心室颤动的最有效方法是电除颤。除颤越早越好，如果有AED，尽快使用AED（有关体外电除颤的详细介绍在本章第四节）。救治员在现场急救中，全程都要做好自我防护。

五、心肺复苏效果判断

连续完成5个BLS周期操作后，观察患者，判断复苏结果，判断时间不超过 10 秒。心肺复苏成功的标志如下。

1. 恢复可触及的大动脉搏动（颈动脉）。

2. 恢复自主呼吸运动，出现吞咽、咳嗽等反射动作。

3. 扩大的瞳孔缩小，对光反射恢复，面色发绀明显减轻，转为红润。

六、终止指征

1. 患者恢复自主呼吸，大动脉搏动可触及，心肺复苏有效。

2. 施救者应持续实施心肺复苏，直到自动体外除颤仪或有专业医疗救护人员赶到。

七、并发症

1. 肋骨骨折：常发生于胸壁弹性差、骨质脆性大的老年人。主要原因是加压时着力点选择不当或骤用暴力所致。

2. 气胸或血气胸：主要由于肋骨骨折或心脏及肺脏穿刺伤，可合并血胸，亦可发展为张力性气胸。

3. 腹脏器损伤出血：肋骨骨折端刺伤或按压着力点施于剑突上，致肝脏损伤出血，亦可损伤胃、脾、横结肠、主动脉等。

4. 肺脂肪、骨髓栓塞：胸壁受压后肋弓变形弯曲，造成肋骨和胸骨髓腔细小骨折和髓内压力过高，使脂肪和骨髓进入静脉，形成不同程度的肺脂肪或骨髓栓塞，造成通气血流比例失调，使心肺复苏失败。

BLS 的并发症多数可以避免，为了避免上述损伤，操作者手法必须正确，第一下按压要试探患者能承受的力度。正确取位后向脊柱方向垂直按压，不可左右摇摆。随时观察患者的反应和面色变化，连续 CPR 直至医生到达。

八、注意事项

BLS 的注意事项主要包括胸外按压和人工呼吸两个方面。

（一）胸外心脏按压的注意事项

1. 按部位要准确，按力量应平稳，避免冲击式按压或猛压，避免出现胃内容物反流、肋骨骨折等并发症。

2. 患者头部应适当放低以避免按压时呕吐物反流入气管，也可防止因头部高于心脏水平而影响脑血流灌注。

3. 下压和放松的时间应大致相等，放松压力时应注意定位的手掌根部不得离开胸骨，以免按压位置移动。

4. 尽量避免因检查脉搏、分析心律而中断胸外心脏按压，每次中断按压时间不超过 10 秒。

5. 不论单人施救或双人施救，按压与通气比例均为 30：2，每个周期为 5 组 CPR，时间为 2 分钟。如双人或多人施救，应每 5 个周期 CPR 更换按压者，并在 5 秒内完成按压职责的交换，以防止按压者疲劳，以及胸外心脏按压的质量变差和速率变慢。

（二）人工呼吸的注意事项

1. 成人每次吹气量为 500 ～ 600mL，以患者胸廓有明显隆起为准，每次吹气时间至少 1 秒，吹气频率为 8 ～ 10 次 / 分钟。

2. 吹气速度和压力均不宜过大，以防咽部气体压力超过食管内压而造成胃扩张。使用呼吸气囊进行人工呼吸时，要保证压力阀正常工作，适度按压气囊防止给气过多。

3. 通气良好的标志是有胸部的扩张。

第四节　体外电除颤

绝大多数心脏骤停发生于成人，成人非创伤性心脏骤停的主要原因是心室颤动，电除颤是对心室颤动最快速有效的治疗方法，尽早除颤复律是心脏复苏成功的关键，如果能在心脏骤停发生后 3 分钟内除颤，成功率可高达 50% 以上，延迟 1 分钟除颤，复苏成功率下降 7% ～ 10%。因此，一旦心电监测显示为无脉性室性心动过速或心室颤动，应立即进行电除颤。在除颤前，充电期间应持续进行心脏按压及人工呼吸等基础心肺复苏措施。当心搏骤停发生在院外时，在寻找、准备除颤仪的同时应先开始 CPR，有两位施救者时，一人施行 CPR，另一人启动应急反应系统并准备除颤仪。

一、设备及工作原理

心脏电除颤仪用脉冲电流作用于心脏，实施电击治疗，消除心律失常，恢复窦性心律，具有疗效高、作用快、操作简便、与药物相比更为安全等优点，是目前临床上广泛应用的抢救设备之一。

1. 手动多功能除颤仪具有除颤、连续心电监护、打印、存储、报警等功能（图 2-17）。

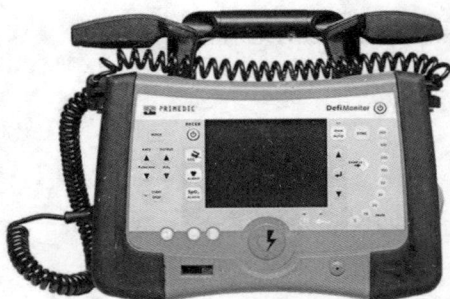

图 2-17 手动除颤仪

2. 自动体外除颤仪（AED）又称公众体外除颤仪，是一种放置在公共场所的、便携式的、可供社会公众使用的体外除颤仪。AED结构小巧紧凑，具有心电图显示和分析、操作提示、除颤等功能（图 2-18）。

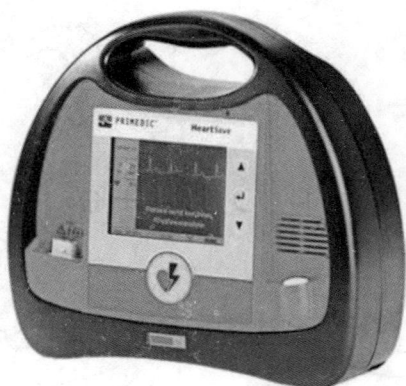

图 2-18 自动体外除颤仪

二、适应证

1. 心室颤动是电除颤的绝对指征。

2. 无脉性室性心动过速。

三、禁忌证

对除颤无效的其他心律失常。

四、操作程序

（一）手动除颤仪

1. 快速检查除颤仪，确认各部位按键、旋钮、电极板完好，电源已连接。

2. 患者体位：取仰卧位，去除患者身上金属物品；操作者位于患者右侧（图 2-19）。

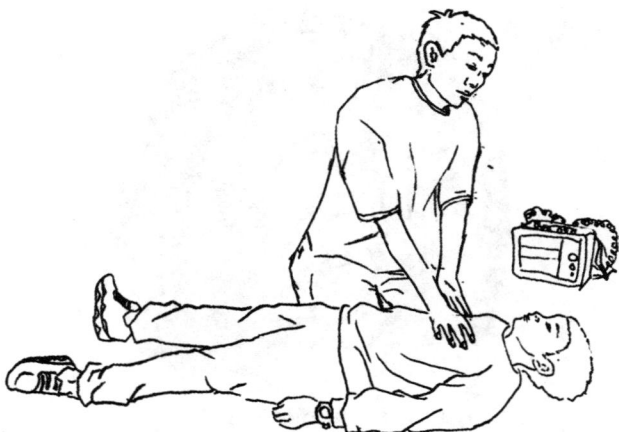

图 2-19　手动除颤

3. 开启除颤仪，设置除颤仪功能为监护模式，显示患者心律，证实患者心律为心室颤动。

4. 将适量的导电擦涂到除颤仪电极板上，也可用盐水纱布放置于患者胸部，但不要太湿。

5. 将除颤仪设置到非同步位置，选择除颤能量（单相波除颤仪为360J，双相波除颤仪选择其标定的合适除颤能量，如不清楚则选择200J）。

6. 安放除颤仪电极板：胸骨电极板放在胸骨右缘上部右侧锁骨下方；心尖电极板放在左乳头外侧，电极板中心在腋中线处。适当加以压力，使除颤仪电极板紧贴胸壁（图2-20）。

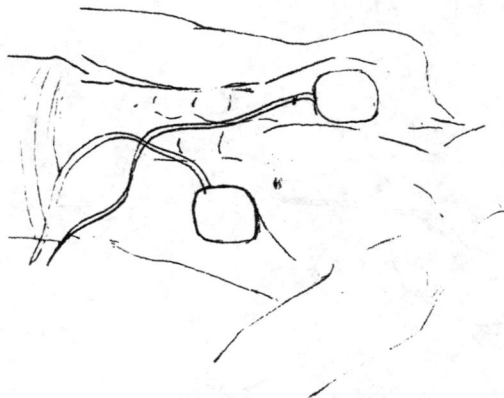

图 2-20 安放除颤仪电极板

7. 充电：按压充电按钮，使除颤仪快速充电。

8. 电除颤：除颤仪提示"充电完毕，可以除颤"信号时，确定周围无人员直接或间接与患者接触，双手同时按压电极板"放电"按钮进行除颤。

9. 不应在电击除颤后立即检查患者脉搏和心律，而应立即恢复 CPR，5 组 CPR（2 分钟）后再检查脉搏和心律，必要时再进行另一次电击除颤。

（二）自动除颤仪（AED）

1. 寻取 AED：派人从就近的地方寻取 AED 设备。自动除颤器通常配置于人群聚集的地方，如购物中心、机场、车站、饭店、体育馆、学校等处。

2. 开启 AED：打开 AED 的盖子，依据语音提示操作（有些型号需要先按下电源）。

3. 贴电极：将两块电极片上的不干胶撕掉，分别贴在右胸上部和左胸左乳头外侧（图 2-21），具体位置可参考 AED 机壳上或电极板上的图片说明。

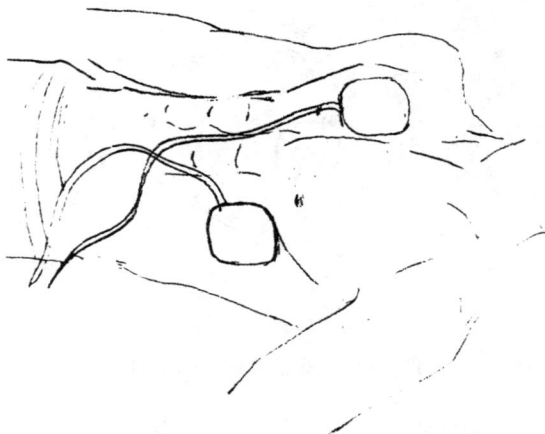

图 2-21　贴电极片

4. 将电极片插头插入 AED 主机插孔。

5. 分析心律和除颤：在插入电极片插头后会发出语音提

示，并自动开始分析心律（部分型号需按下"开始"键）。分析完毕后，AED 将给出是否进行除颤的建议，当有除颤指征时，不要与患者接触，疏散围观者，由操作者按下"放电"键除颤。

6.继续进行徒手心肺复苏，若除颤后未恢复有效心律，立即进行 5 个周期 CPR 后进行第二次除颤，结束后分析心律，如仍未恢复有效灌注心律，操作者应再进行 5 个周期 CPR，然后再次分析心律、除颤、CPR，如此反复进行，直至急救人员到来。

（三）注意事项

1.去除患者义齿及身上的金属物品。

2.导电胶应涂抹均匀，避免局部皮肤灼伤。

3.掌握好除颤仪手柄压力。

4.电击板应避开内置式起搏器部位，避开溃烂或伤口部位。

5.尽量避免高氧环境。

6.避免在潮湿环境下除颤。

第五节　高级生命支持

高级生命支持（advanced cardiac life support，ACLS）是基础生命支持的延伸，为心肺复苏的第二阶段，通常由专业急救人员到达发病现场或在医院内进行，通过应用辅助设备、特殊技术和药物等，进一步提供更有效的呼吸、循环支持，以恢复自主循环或维持循环和呼吸功能。高质量的 BLS 是 ACLS 的基础。

ACLS 是在 BLS 基础上，对已恢复自主循环或未恢复的心脏骤停患者，使用人工气道或机械通气，建立静脉液体通道并给予复苏药物进一步支持治疗，可归纳为高级 ABCD，即 A（airway）：建立高级人工气道；B（breathing）：给予机械通气；C（circulation）：维持人工循环；D（differential diagnosis）：寻找心脏骤停原因，应用药物。

一、建立人工气道

1. 口咽 / 鼻咽通气管：口咽通气管可以防止舌根后坠阻塞气道，使球囊 – 面罩通气时有充足的通气量；鼻咽通气管对于牙关紧闭，有气道梗阻风险，妨碍放置口咽通气管的患者有效。二者都只能作为建立高级人工气道前的过渡措施。

2. 环甲膜穿刺或切开：只作为建立人工气道的临时应急措施。

3. 气管内插管：是最可靠的高级人工气道，可以吸除气道内分泌物，输入高浓度氧气，可作为备用的给药途径，便于调节潮气量，使用气囊保护防止误吸。

4. 紧急气管内插管的指征：意识丧失的患者，球囊 – 面罩给氧无法提供充足的通气量；气道保护消失的患者。

二、给予机械通气

心肺复苏过程中人工通气的目的是维持血液充分氧合和清

除二氧化碳潴留。仅靠口对口或口对鼻人工通气是不够的。一旦条件具备，应立即建立高级人工气道并使用呼吸机进行辅助通气，确保机体对氧的需求。高级气道建立后在持续胸外按压的同时给予通气频率 10 次 / 分、潮气量 500 ～ 600mL 的机械通气。在短期内可给患者 100% 的吸氧浓度（FiO_2），使动脉氧饱和度（SaO_2）最大化，以迅速纠正严重缺氧，氧合好转后，可逐渐降低 FiO_2 至 40% ～ 60%，并维持 SaO_2 > 93%。

三、维持人工循环

高质量的 CPR 和早期的成功除颤是 ACLS 成功的基础。在 ACLS 实施过程中，必须持续保持有效的血液循环，持续进行高质量 CPR，并尽快电除颤，必要时可实施开胸心脏按压或使用辅助设备建立紧急体外循环。

四、应用复苏药物

1. 建立给药途径：主要的给药途径包括静脉通路（中心 / 外周）、骨内通路、气管内通路。首推静脉给药及骨髓腔内给药。

2. 复苏药物应用

（1）肾上腺素：为首选复苏药物。每 3 ～ 5 分钟给予 1mg 肾上腺素。对于不可除颤心律的心脏骤停，应尽早给予肾上腺素；对可除颤心律的心脏骤停，在最初数次除颤尝试失败后给予肾上腺素是合理的。当静脉通路 / 骨髓腔通路无法建立时，可气管内给药，每次 2 ～ 2.5mg。

（2）抗利尿激素：是非肾上腺素能外周血管收缩药，大剂量应用时产生强烈的血管收缩作用。在心脏骤停时可考虑单独使用抗利尿激素或联合肾上腺素使用，但作为肾上腺素的替代治疗，并未表现出任何优势。

（3）胺碘酮：对除颤无反应的心室颤动/无脉性室性心动过速可考虑使用胺碘酮。首次剂量为300mg，用5%葡萄糖溶液稀释到20mL，静脉或骨髓腔内注射，随后可继续给予150mg，如有必要可以重复6～8次。

（4）利多卡因：利多卡因与其他可能使用的抗心律失常药相比，不良反应更少，是一种相对安全的抗心律失常药物。如果没有胺碘酮，可考虑利多卡因。初始剂量为1～1.5mg/kg静脉注射。如果心室颤动或无脉性室性心动过速每隔5～10分钟后可重复用0.5～0.75mg/kg静脉注射，直到最大量3mg/kg。

（5）在《美国心脏病协会心肺复苏及心血管急救指南》2020年版中，心脏骤停的治疗中常规使用钙剂、镁剂和碳酸氢钠。

3. 静脉补液：若心脏骤停与血容量大量减少有关，应怀疑低血容量性心脏骤停，应迅速恢复血容量。

心肺复苏急救流程见图2-22。

第一目击者

1.判断意识，轻拍并呼唤，喂，您怎么了

有反应 → 根据需要进行救助

无反应 → 向周围人呼救并拨打120

2.检查脉搏(触摸颈动脉5～10秒) → 有搏动、无呼吸

无搏动

人工呼吸，频率10～12次/分

3.检查呼吸(看、听、感觉＜10秒) → 有呼吸、无脉搏

无呼吸

胸外心脏按压

将患者置于硬板床上，以CAB模式进行心肺复苏

C:心脏按压，位置，两乳头连线的中点；深度，成人5～6cm，儿童约5cm，婴幼儿，胸壁厚度的1/3～1/2；频率100～120次/分

A:压额抬颏法开放气道

B:人工呼吸，按压：通气30：2，连做5个循环后，判断患者脉搏是否恢复

AED到达

AED分析心律，是否需要除颤

是，进行1次电除颤，然后继续心肺复苏，直至专业人员到达或患者恢复

否，继续心肺复苏，直至AED提示需要分析心律，待专业人员到达或患者恢复

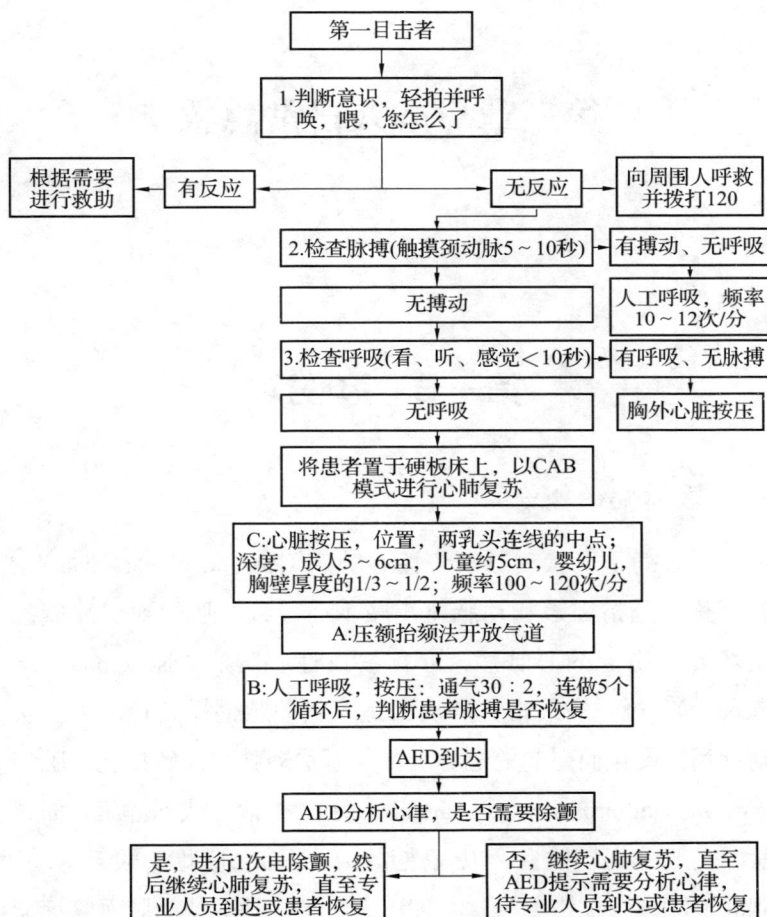

图2-22　心肺复苏急救流程图

第三章　成人日常急救

第一节　冠心病

一、冠心病的概念

　　冠心病是冠状动脉硬化性心脏病（coronary heart disease）的简称，是指因冠状动脉血流减少而导致心肌缺血、缺氧甚至坏死而引起的心脏病，亦称缺血性心脏病（ischemic heart disease）。冠心病最常见的病因是冠状动脉粥样硬化。由冠状动脉粥样硬化而引起的冠心病称为冠状动脉粥样硬化性心脏病（coronary atherosclerosis heart disease）。生活方式不健康，如高盐、高脂、高糖饮食，以及热量摄入过多、吸烟、缺乏运动、肥胖、酗酒、性格急躁、心理压力大等，都会使动脉血管逐渐发生硬化，血流减少，相应的组织器官就会处于长期、慢性的缺血状态，形成动脉硬化。

二、冠心病常见类型

　　冠心病常分为五种临床类型，其中心绞痛和急性心肌梗死两种类型较为常见。

（一）心绞痛

心绞痛是由冠状动脉粥样硬化、狭窄导致冠状动脉供血不足，心肌急剧、短暂缺血、缺氧导致的。主要表现为阵发性的前胸压榨性疼痛，疼痛多位于心前区或胸骨后，可放射至左上肢，一般胸痛可持续数分钟，很少超过 15 分钟。经休息或含服硝酸甘油 1 ～ 3 分钟后可缓解。

（二）急性心肌梗死

在冠状动脉粥样硬化的基础上，冠状动脉内形成血栓，血流被阻断，使得心肌严重而持久缺血，继而坏死，导致急性心肌梗死。它是人类最凶险的急症之一，是猝死的第一原因。急性心肌梗死的临床表现差异极大，有的发病十分凶险，患者立即死亡；有的表现轻微或不典型，甚至没有胸痛，常常不能引起重视而延误就医；有的发生猝死；有的演变为陈旧性心肌梗死。

1. 急性心肌梗死的典型表现

胸痛是急性心肌梗死最先出现和最主要的症状。典型的部位为心前区或胸骨后，并可伴有压榨感、紧缩感、烧灼感、窒息感、恐惧感、濒死感等，还可出现恶心、呕吐、面色及口唇青紫、大汗淋漓、烦躁不安等症状，甚至发生致命性心律失常（尤其心率超过 120 次 / 分，或低于 50 次 / 分，必须高度重视，这可能是心脏骤停的前兆）、急性左心衰竭（突发呼吸困难、不能平卧）、心源性休克（血压下降，皮肤花斑、湿冷），以及猝死。胸痛的持续时间常超过 30 分钟，甚至长达 10 余小时或更长，患者经休息和含服硝酸甘油一般不能缓解。

2. 急性心肌梗死不典型的表现

有的患者表现轻微，甚至部分高龄老人、糖尿病患者、女性患者无胸痛的感觉，或仅有胸闷等感觉。还有一些患者疼痛的部位不典型，如右胸、咽部、牙齿、颌、颈部、肩部、背部、上腹部等部位疼痛，尤其伴有心慌、胸闷、憋气、出冷汗、面色嘴唇苍白或青紫、恶心呕吐等症状，一定要想到可能是发生了急性心肌梗死。如果患者出现了不明原因的晕厥、呼吸困难、休克等，都应首先想到急性心肌梗死。

三、冠心病的急救

（一）冠心病的急救方法

1. 立即原地静卧，静是指患者要镇静、冷静、安静，尽量放松身体及精神，卧是指患者采取的卧位、半卧位或患者比较舒适的体位。避免精神刺激，消除焦虑与恐惧，避免患者因为紧张加重病情。

2. 不要随意搬动患者，以免增加心肌耗氧量。

3. 如患者发生呼吸困难、不能平卧，应取半卧位或坐位，以减轻呼吸困难。如患者发生血压下降或休克，应取平卧位，尽量注意使其体位舒适，并为其保暖。

4. 患者舌下含服硝酸甘油 0.5mg，一般 1 ～ 3 分钟起效，作用可维持 10 ～ 15 分钟。但血压下降、心率过快或过慢、右心室心肌梗死，以及 24 ～ 48 小时内服用过枸橼酸西地那非的患者禁用，在应用过程中不要使血压低于安全范围。

5. 如有条件可吸入氧气，可以增加心肌供氧量。

6. 经上述处理后，如果患者胸痛很快得到缓解，一般应考虑为心绞痛；若未缓解甚至加重，应考虑为急性心肌梗死。如果高度怀疑是急性心肌梗死，则不宜含服硝酸甘油，因为硝酸甘油对于急性心肌梗死没有治疗作用，在某些情况下甚至可能加重病情。

7. 如果高度怀疑为急性心肌梗死，可酌情选用阿司匹林300mg嚼服，该药有抗血小板聚集的作用，可以防止血栓扩大，防止新的血栓形成，可限制心肌梗死的范围。有时也要考虑冠心病以外的、以胸痛为表现的其他疾病，以及药物过期等因素。如果患者对阿司匹林过敏，或有主动脉夹层、消化道出血、脑出血等病史，不能服用阿司匹林。

8. 有一些情况不能服用硝酸甘油或阿司匹林。患者的情况难以判断时，应立即拨打120急救电话。

9. 急性心肌梗死患者随时可能发生猝死，如患者出现呼吸、心跳停止，应立即进行心肺复苏。

（二）预防

1. 合理饮食，不要偏食，不宜过量。要控制高胆固醇、高脂肪食物，多吃素食。同时要控制总热量的摄入，限制体重增加，避免暴饮暴食。

2. 生活要有规律，避免过度紧张；保持足够的睡眠，培养兴趣；保持情绪稳定，切忌急躁、激动或闷闷不乐。

3. 保持适当的体育锻炼活动，增强体质。

4. 多喝茶，据统计资料表明，不喝茶的冠心病发病率为3.1%，偶尔喝茶的降为2.3%，常喝茶的（3年以上）只有1.4%。此外，冠心病的加剧，与冠状动脉供血不足及血栓形成有关。而茶多酚中的儿茶素及茶多苯酚在煎煮过程中不断氧化形成的茶色素有一定的抗凝、促进纤溶、抗血栓形成等作用。

5. 不吸烟、酗酒。烟可使动脉壁收缩，促进动脉粥样硬化；而酗酒则易情绪激动，血压升高。

6. 积极防治老年慢性疾病：如高血压、高血脂、糖尿病等，这些疾病与冠心病关系密切。

7. 预防冠心病应积极降压。下列患者达标血压应为130/80mmHg，包括糖尿病、慢性肾病、冠心病等危险状态，以及颈动脉病（颈动脉杂音、超声或血管造影证实有颈动脉异常）、周围动脉病、腹主动脉病。弗雷明汉危险评分≥10%。无以上情况达标血压为140/90mmHg。有心肌缺血表现患者，血压应慢慢下降，糖尿病患者或＞60岁者舒张压（DBP）低于60mmHg者要慎重降压。

8. 心绞痛发作时，立即停止活动、休息。

9. 应定期到医院检查治疗。

第二节　气道异物梗阻

一、病因

因种种原因造成异物卡住气管的安全事故时有发生。气道被异物阻塞会导致呼吸困难，如不立即排出异物，严重者可立即因窒息缺氧而死亡，因此必须尽快排出异物，解除阻塞，改善缺氧状况。

1. 儿童喜将小物置口中戏弄，如果出现啼哭、欢笑、惊吓时突然吸气，稍有不慎即可吸入呼吸道。

2. 异物本身光滑，如果冻、汤圆、瓜子、花生米、豆类、小橡皮盖、塑料管帽套等均易吸入呼吸道。

3. 工作时的不良习惯，如制鞋工人将针、鞋钉、纽扣等衔于齿间，偶一不慎，或突然说话即将异物吸入。此外，在呕吐、麻醉、中毒或患有神经系统疾病，以致咽喉反射受到抑制时也可造成。上呼吸道手术时器械零件脱落或切除组织滑脱，行上牙根管治疗时亦偶有将器械吸入者。

4. 生活中的不良习惯，如边进食边说笑嬉戏、用口接抛出的食物等。

5. 老年人及某些疾病的患者（如脑血管病等）的生理调节功能减退，在进食及喝水时容易发生呼吸道异物梗阻。

二、临床表现

临床表现可见突发呛咳、呼吸困难、发绀、V字手形、痛苦面容等。当异物吸入气管时，患者常不自主地以一手的拇指和食指呈"V"状紧贴于颈前喉部，面容痛苦，欲言但发不出声。

（一）不完全性梗阻

气道部分梗阻时，患者尚能有气体交换，常表现为剧烈呛咳，吸气性呼吸困难，有明显三凹征象（胸骨上切迹、锁骨上窝及肋间隙随吸气动作向内凹陷）。患者面色先潮红后青紫或苍白，烦躁不安，意识障碍，甚至呼吸心跳停止。

（二）完全性梗阻

气道完全梗阻的患者，当即不能咳嗽、呼吸、说话，面色潮红，继而青紫或苍白，随即意识丧失，昏倒在地，心脏跳动由快至慢，或有各种心律失常，直至心跳停止。

三、气道异物急救

（一）原理

海姆立克腹部冲击法原理：首先可以将人的肺部设想成一个气球，气管就是气球的气嘴儿，假如气嘴儿被异物阻塞，可以用手捏挤气球，气球受压球内空气上移，从而将阻塞气嘴儿的异物

成人海姆立克

冲出，这就是海姆立克腹部冲击法的物理学原理。急救者环抱患者，突然向其上腹部施压，迫使其上腹部下陷，造成膈肌突然上升，这样就会使患者的胸腔压力骤然增加，由于胸腔是密闭的，只有气管一个开口，故胸腔（气管和肺）内的气体就会在压力的作用下自然地涌向气管，每次冲击将产生 450 ～ 500mL 的气体，从而就有可能将异物排出，恢复气道的通畅。

（二）急救方法

发生气道异物梗阻患者经用力咳嗽无效，出现呼吸微弱或气道完全性梗阻，此时应立即采用海姆立克腹部冲击法进行抢救。

海姆立克腹部冲击法（Heimlich Maneuver）也称为海氏手技，是美国医生海姆立克先生发明的。1974 年他首先应用该法成功抢救了一名因食物堵塞了呼吸道而发生窒息的患者，从此该法在全世界被广泛应用，拯救了无数患者。因此该法被人们称为"生命的拥抱"。

（三）操作方法

1. 上腹部冲击法： 此法是通过冲击上腹部而使膈肌瞬间突然抬高，肺内压力骤然增高，造成人工咳嗽，利用肺内气流将

气道内异物冲击出来，从而解除气道梗阻。立位上腹部冲击法适用于意识清楚的患者。患者取立位，急救者站在患者身后，一腿在前，插入患者两腿之间呈弓步，另一腿在后伸直；同时，双臂环抱患者腰腹部，一手握拳，拳眼置于患者脐上两指的位置（图3-1），另一手固定拳头，并突然、连续、快速、用力向患者上腹部的后上方冲击，直至气道内异物排出。卧位上腹部冲击法适用于意识丧失的患者。急救者骑跨于患者大腿两侧，将一手掌根部置于患者脐与剑突之间（或脐上两指）的正中部位，另

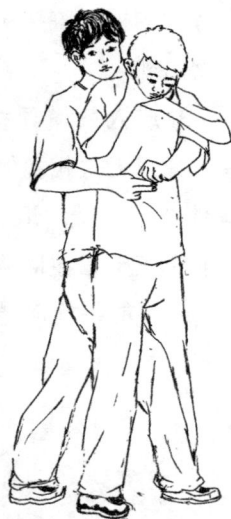

图3-1　上腹部冲击法

一手重叠于此手上，并突然连续、快速、用力地向患者上腹部的后上方冲击，每冲击5次后检查一次口腔内是否有异物出现。

2. 胸部冲击法：如果肥胖的成人或孕妇发生气道异物梗阻，不适合采用上腹部冲击法，则应采用胸部冲击法。立位胸部冲击法适用于意识清醒的肥胖成人或孕妇。患者取立位，急救者站在患者身后，一腿在前，插入患者两腿之间呈弓步，另一腿在后伸直；同时双臂环抱患者胸部，一手握拳，拳眼置于两乳头中点，另一手固定拳头，并突然、连续、用力地向患者胸部的后方快速冲击，直至气道内异物排出。卧位胸部冲击法适用于意识丧失的肥胖成人或孕妇。急救者跪在患者身体一侧，将一手掌根部放在患者两乳头中点的部位，另一手重叠其上，双手十指交叉相扣，连续、快速、用力垂直向下冲击（可

参考"胸外心脏按压"），每冲击 5 次后检查一下口腔内是否有异物出现。

3. 成人气道异物梗阻自救： 如果成人遇到气道被异物阻塞、旁边无人相救的情况，必须立即于两三分钟内、意识尚清醒时进行自救。取立位姿势，抬起下颌，使气道变直，然后将上腹正中靠在椅背顶端或桌子、窗台边缘，突然、连续地撞击，也可能将气道异物排出（图 3-2）。

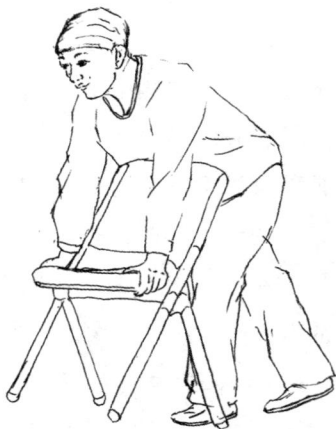

图 3-2　成人自救法

（四）婴儿气道异物梗阻急救

急救者在高声呼救的同时，一手固定婴儿头颈部，使其面部朝下、头低臀高，另一手掌根部连续叩击肩胛间区 5 次后，再将婴儿翻转成面部朝上、头低臀高位，检查婴儿口中有无异物，如未发现异物，立即用食指、中指连续冲击其两乳头中点正下方 5 次后，再将婴儿翻过身去面部朝下，叩击背部（图 3-3）。背部叩击法与胸部冲击法反复交替进行，直至异物排出。

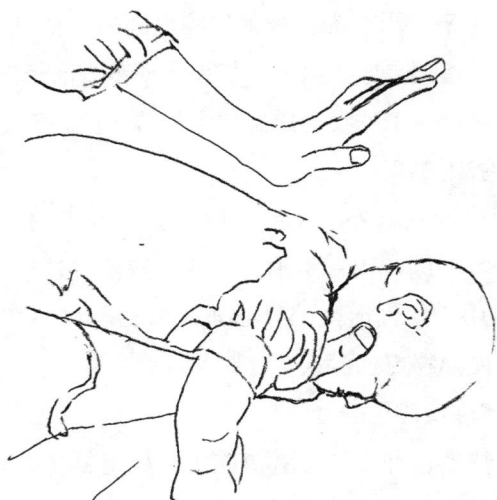

图 3-3　肩胛间区拍击

（五）海姆立克腹部冲击法的并发症

海姆立克腹部冲击法操作过程中可能产生并发症，如肋骨骨折、腹腔或胸腔内脏的破裂或撕裂。所以，如果患者气道没有被完全阻塞，气体交换良好，应鼓励患者用力咳嗽。如患者呼吸微弱，咳嗽无力或气道完全梗阻，则应立刻使用此手法。在使用这种方法成功抢救患者后，急救者应检查患者有无并发症的发生。

四、其他急救方法

（一）口腔负压吸引法

如果果冻堵塞了孩子的气道，父母可以尝试使用这个方法。首先把孩子的头后仰，拉直气道，然后用嘴包住孩子的嘴，捏住孩子的鼻子，用力吸，使孩子口腔内形成负压，通过负压吸引把果冻吸出来。当果冻被吸到口腔里面后，把孩子的头偏向侧面，再用手指把果冻扣出来。如果发现孩子已经没有了呼吸，要马上做口对口人工呼吸，详见"婴儿与儿童心肺复苏操作"。

（二）弯腰拍背法

除鼓励患者咳嗽外，让患者取站立位或坐位，尽量弯腰，急救者在患者一侧，用一手拍击患者的背部。这样，利用重力与震动的作用，使气道内的异物排出。切不可不弯腰就拍背，这样反而会使异物更加深入。

（三）清除口腔内异物

如果异物已被冲击到患者口腔内，应迅速将其取出。可用手指将异物勾出，但应避免将异物推到更深处。取出异物后，如患者无呼吸，应立即做口对口人工呼吸。

五、气道异物的预防

（一）饮食注意

最好不要给5岁以下儿童吃果冻、瓜子、花生、豆类等食物。吃西瓜时可先去掉瓜子。进食避免谈笑、哭闹或打骂小儿。要改掉边走边玩边进食的不良习惯，以免一旦跌跤后啼哭，将口中食物吸入下呼吸道。另外教育儿童不要把小玩具放入口中，发现儿童口中含有东西时要及时设法取出。但切不可强行夺取，以免哭闹后吸入。

（二）工作习惯

成年人应改掉工作时把针、钉等物咬在嘴里的习惯，以防发生意外。对于昏迷或全麻后未清醒的患者，要细心护理：预先取下已摇动的假牙，呕吐时，头应转向一侧，以免呕吐物吸入下呼吸道。

（三）进食体位

对于老年人及某些疾病特别是脑血管病患者饮水及进食时应特别注意，最好采取坐位或半卧位，切忌着急喂食，避免大口进食及饮水。

海姆立克腹部冲击法急救流程见图3-4。

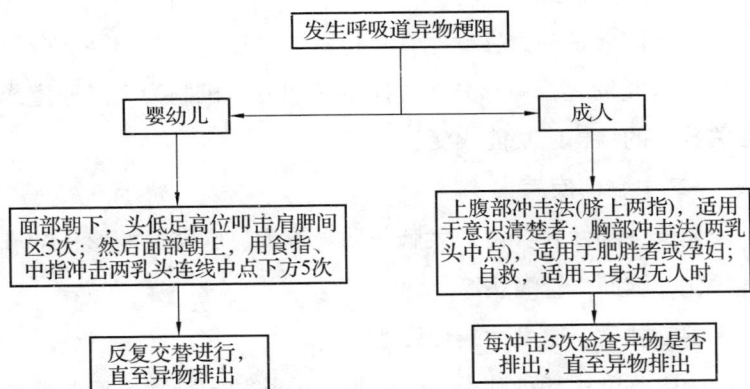

```
              ┌──────────────────┐
              │ 发生呼吸道异物梗阻 │
              └──────────────────┘
         ┌────────────┴────────────┐
   ┌──────────┐              ┌──────────┐
   │  婴幼儿   │◄─────────────│   成人    │
   └──────────┘              └──────────┘
        │                          │
┌───────────────────┐   ┌─────────────────────────┐
│面部朝下，头低足高位 │   │上腹部冲击法(脐上两指)，适用│
│叩击肩胛间区5次；然后 │   │于意识清楚者；胸部冲击法(两乳│
│面部朝上，用食指、   │   │头中点)，适用于肥胖者或孕妇；│
│中指冲击两乳头连线中 │   │自救，适用于身边无人时     │
│点下方5次           │   └─────────────────────────┘
└───────────────────┘              │
        │                  ┌──────────────────┐
┌───────────────────┐     │每冲击5次检查异物是否│
│反复交替进行，       │     │排出，直至异物排出   │
│直至异物排出         │     └──────────────────┘
└───────────────────┘
```

图3-4　海姆立克腹部冲击法急救流程图

第三节　癫　痫

一、癫痫的概念

癫痫是一种危害性很大的疾病，近年来发病率逐年增高，受到越来越多人的关注。如果你身边的人，突发面色青紫，伴随全身抽搐，并且口吐白沫，那他可能就是癫痫发作。

癫痫是指大脑细胞反复异常放电，致使患者出现暂时性中枢神经系统功能紊乱的疾病，主要表现为意识丧失、全身抽搐。癫痫每次发作持续 30 分钟以上或两次发作的间歇期意识不恢复者称为"癫痫连续状态"。如不及时采取措施，终止发作，患者病情将会更严重。

二、癫痫的病因

（一）遗传因素

遗传因素是导致癫痫尤其是特发性癫痫的重要原因。分子遗传学研究发现，一部分遗传性癫痫的分子机制为离子通道或相关分子的结构或功能改变。

（二）脑部疾病

先天性脑发育异常：大脑灰质异位症、脑穿通畸形、结节性硬化、脑面血管瘤病等。

颅脑肿瘤：原发性或转移性肿瘤。

颅内感染：各种脑炎、脑膜炎、脑脓肿、脑囊虫病、脑弓形虫病等。

颅脑外伤：产伤、颅内血肿、脑挫裂伤及各种颅脑复合伤等。

脑血管病：脑出血、蛛网膜下腔出血、脑梗死和脑动脉瘤、脑动静脉畸形等。

变性疾病：阿尔茨海默病、多发性硬化、皮克病等。

（三）全身或系统性疾病

缺氧：窒息、一氧化碳中毒、心肺复苏后等。

代谢性疾病：低血糖、低血钙、苯丙酮尿症、尿毒症等。

内分泌疾病：甲状旁腺功能减退、胰岛素瘤等。

心血管疾病：阿－斯综合征、高血压脑病等。

中毒性疾病：有机磷中毒、某些重金属中毒等。

（四）其他

血液系统疾病、风湿性疾病、子痫等。

三、癫痫的临床表现

（一）先兆

部分患者在癫痫大发作之前会有先兆症状，如在发病前数小时或数日感到全身不适、头痛乏力、情绪异常等。先兆的表现是多样的，有感觉性先兆，如心悸、幻视、幻听、幻嗅、眩晕等；有运动性先兆，如头眼转向一侧、手指抽动等；有精神性先兆，如恐惧、情绪低沉或出汗、唾液增多等。

（二）发作期

患者常会突然尖叫，意识丧失，跌倒在地，全身强直性抽搐，头向后仰，上肢屈曲或伸直，握拳、拇指内收，下肢伸直，足内翻；同时，患者面部青紫，口吐白沫，眼球固定，瞳孔散大，心率增快，血压增高。自肢端开始并逐渐遍及全身的震颤由微细转向较大幅度后，即进入阵挛期。此时，患者全身肌肉屈曲痉挛，继之短促的肌张力松弛，呈现张弛性交替，形成阵挛，发作过程中，阵挛频率逐渐减少而松弛时间逐渐延长，1～3分钟后抽搐突然停止，发作期口吐白沫，若患者的舌或颊部被咬破，则带有红色血沫（图3-5）。

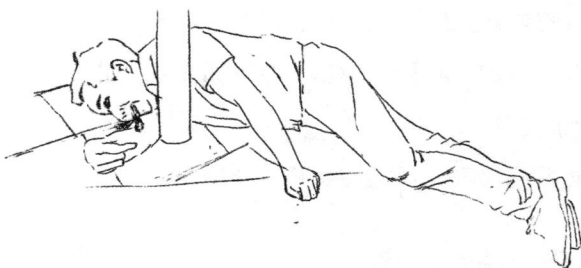

图 3-5　发作期

（三）昏迷期

昏迷期又称"痉挛后期"，患者进入昏迷或昏睡状态，全身肌肉松弛，包括尿道括约肌松弛，出现尿失禁等。昏迷期常为数分钟至数小时。患者醒后，除先兆症状外，对发作经过回忆不起来。

四、癫痫发作的急救

（一）急救方法

1. 癫痫突然发作时，周围的人不要惊慌失措，应尽量抱住患者，慢慢将其放倒在地，以免摔伤。

2. 不要强行按住患者。患者抽搐的力量很大，如果急救者用力按住患者，可能会使肌肉拉伤、骨折和关节脱位。

3. 不要试图在患者牙齿之间塞入任何东西。实际上，东西不但很难塞入，而且会造成患者牙齿或口腔黏膜损伤，甚至造成窒息。

4. 患者抽搐过后，应使其取稳定侧卧位，以防因舌后坠、呕吐等原因造成窒息。口腔内如有呕吐物，应及时清除，确保气道通畅。

5. 拨打 120 急救电话，尽快送医。

（二）癫痫的预防

1. 优生优育，禁止近亲结婚。孕期的前 3 个月，一定要远离辐射，避免病毒和细菌感染。规律孕检，分娩时避免胎儿缺氧、窒息、产伤等。

2. 小儿发热时应及时就诊，避免孩子发生高热惊厥，损伤脑组织。还应看护好孩子，避免其发生头外伤。

3. 青年人、中年人、老年人应注意保证健康的生活方式，以减少患脑炎、脑膜炎、脑血管病等疾病发生。

第四节　晕厥的急救

一、晕厥的概念

晕厥是由短暂性脑缺血、缺氧引起的，表现为一种突发性、一过性的意识丧失而跌倒，并常常在一分钟或几分钟内便可自行清醒。患者在晕厥发生前，往往有头晕、眼前发黑、视力模糊、心慌、胸闷、恶心、冒冷汗、面色苍白、全身无力、饥饿等前兆，然后突然失去意识、跌倒在地。学生如果平时缺乏锻炼，突然进行军训或剧烈体育运动的时候，可能会因为暴晒或大量出汗发生晕厥。

二、病因

任何引起心排出量下降或外周血管阻力降低的原因都可以引起晕厥。常见的原因有以下几种。

（一）自主神经调节失常，血管舒缩障碍

如直立性低血压时脑供血障碍可引起晕厥，体质差者多见；一次性大量排尿或连续咳嗽，可使回心血量减少引起晕厥。

（二）心源性脑缺血

这种原因的晕厥最严重，多见于严重的快速或慢速心律失常、心脏停搏。任何体位均可发生，缺血严重时可伴有四肢抽搐、大小便失禁。

（三）脑血管疾病

这种情况多为突然发生的脑干供血不足所致，因脑干网状结构上行激活系统缺血而不能维持正常的意识状态，应称为短暂性脑（后循环）缺血发作。

（四）其他

晕厥也可见于低血糖、重度贫血及过度换气者，焦虑、癔症、惊恐和极度沮丧等也可引起类似晕厥的症状。

三、临床表现

晕厥与年龄密切相关。儿童和青年人多为神经介导性和心理性晕厥，以及心律失常如长 QT 综合征或预激综合征。中年人主要出现神经反射性晕厥。老年人和中年人多发生情景性晕厥及直立性低血压晕厥。发作时患者突然感到头昏、恍惚、视物模糊或两眼发黑、四肢无力，这就是晕厥先兆；随之意识丧失，摔倒在地，数秒至数分钟内即恢复如常，起立行走，有的患者半小时以内可有全身乏力感。许多情况下，患者较快软倒而不是摔倒，没有意识丧失，或是反复发生有了经验，及时蹲

下，则症状会很快消失。晕厥时心率减慢或增快，血压下降，面色苍白，可出冷汗。晕厥基本上都是站位或坐位发生，如于卧位发生应注意是否患有心脑血管病如心律失常、短暂性脑缺血发作或癫痫。

四、晕厥的急救

（一）急救方法

1. 立即采取平卧位，双下肢抬高，以保证脑部血液供应。

2. 立即确定气道是否通畅，并检查呼吸和脉搏等。

3. 解开较紧的衣领、裤带，使患者呼吸顺畅。

4. 如果是因低血糖造成的晕厥，待患者意识清醒后，可给予糖水、食物，一般可很快好转。对于低血糖较严重、处于昏迷状态的患者，应取侧卧位，不要喂水、食物、药物等，以防止发生窒息，并拨打120急救电话。

5. 对于急性出血或严重心律失常的患者，心率过快、过慢，反复发生晕厥或一次晕厥时间超过5分钟，应立即拨打120急救电话，到医院查清发生晕厥的原因，对症治疗。

6. 对发生晕厥的患者，还应该仔细检查有无摔伤、碰伤等情况。如有出血、骨折等情况，应做相应处理。

7. 如果患者意识迅速恢复、思维正常、言语清晰、四肢活动自如，血压、呼吸、脉搏正常，除全身无力外，无其他明显不适，一般不需要特殊治疗。注意，患者清醒后不要让其马上起身，应待全身无力症状好转后再慢慢起立行走，并且在其起立后再观察几分钟。

（二）预防

1. 易发生昏厥的患者（尤其是老人），勿单独外出行动，更不要自行爬高、过桥、过交叉路口等，以免因精神紧张诱发昏厥。

2. 患者昏厥苏醒后不要急于起立，以免再次昏厥。如要下地活动，家人应将他慢慢扶起，或让患者手扶床架等物缓行，以防跌倒摔伤。

3. 如经常在下蹲起立时发生昏厥，为预防发病，可饮用中药补中益气汤，或用 4 ～ 5g 红参泡煮饮用，补气祛病。

4. 对排尿性昏厥的预防，应采取坐位小便。如站立小便时，要先扶住墙壁或其他物体，并保持呼吸均匀，排便时勿用力，以利静脉回流，防止血压突降。

第五节　肌肉痉挛的急救

一、肌肉痉挛概念

肌肉痉挛俗称抽筋，是肌肉突然不由自主地收缩和疼痛，通常因运动前热身不足，剧烈运动或肢体保持同一姿势过久所致。此外，大量出汗、腹泻或呕吐，身体会流失水分及电解质，导致脱水及电解质失衡，也会引起抽筋。

二、肌肉痉挛的原因

（一）寒冷刺激

在寒冷的气候中进行锻炼，或在温度较低的环境下进行体育活动，例如游泳时水温较低，肌肉容易产生痉挛，主要原因是肌肉因寒冷而兴奋性增高。此外，晚上睡觉没盖好被子，小腿肌肉受寒冷刺激也会引起小腿肌肉痉挛。

（二）运动疲劳

人体在进行长时间剧烈运动时，全身始终处于紧张状态，局部肌肉易产生运动疲劳，代谢产物乳酸增多，从而在运动过程中或之后引起肌肉痉挛。

（三）电解质缺失

运动中大量出汗，特别是在炎热的气候下，会有大量的电解质流失。汗的主要成分是水和无机盐，而无机盐和肌肉收缩有关，流失过多的钠、钾、钙、镁离子时，将会刺激到神经末梢和肌肉，使其高度兴奋，从而造成肌肉痉挛。此外，青少年生长期发育迅速，很容易缺钙，也常发生腿部抽筋的情况。

（四）药物作用

市面上很多药物都可能造成抽筋，例如任何含有利尿剂成分的药（治疗高血压的药、减肥药等）。此外，缺乏维生素 B_1、维生素 B_5 及维生素 B_6，都会造成肌肉抽筋。

三、肌肉痉挛的急救处理

（一）肌肉痉挛的判断

发作时会使得受伤者感觉疼痛。常常是因为从静止状态直接转做剧烈运动而导致的。触摸肌肉会感觉紧张且发硬，或伴随肌肉外表变形。发作后如果受伤者停止运动，5～10 分钟后可自行恢复。如果 10 分钟后没有恢复肌肉在静止状态下的原状，很有可能有其他的更严重的潜在病证，需要及时就医。

（二）肌肉痉挛的急救方法

1. 安慰患者。

2. 先运用伸展方法使肌肉放松。

3. 待肌肉放松后可用推或揉的手法施行按摩。

4. 以轻柔至中等的力度按摩，避免使用刺激的手法，如拍打或叩击。

5. 若因脱水而导致的抽筋，应让患者慢慢饮清水，也可给患者一般的电解质饮料。

（三）常见肌肉痉挛的处理

1. 脚抽筋：协助患者用脚尖站立，或将脚趾向上推，待抽筋的肌肉放松后，按摩脚掌。

2. 小腿或脚趾肌肉痉挛时，用抽筋小腿对侧的手，握住抽筋腿的脚趾，用力向上拉，同时用同侧的手掌压在抽筋小腿的膝盖上，帮助小腿伸直。如果在游泳中发生小腿肌肉痉挛时，不可惊慌，可先吸一口气，仰浮于水面，并按照上述的方法立即进行自救，待痉挛缓解后，再慢慢游向岸边。

3. 大腿抽筋：大腿后部肌群痉挛时，屈膝向上抬起抽筋的大腿，然后用两手抱着小腿，用力使它贴在大腿上，并做震荡动作，随即向前伸直，如此反复进行。

4. 手指抽筋：如果手和前臂肌肉痉挛时，用手推压平面，这样可以使手部和前臂的肌肉得以伸展，伸直患者的肘部，慢慢扳直患者的手指关节，将手腕向手背方向伸展，用手指按摩前臂抽筋的肌肉。

5. 腹部肌肉痉挛时，可做背部伸展运动以拉长腹肌，还可以进行腹部的热敷及按摩。

（四）预防

1.平日要加强体育锻炼，提高身体素质和适应能力，尤其应有意识地提高耐寒的能力。游泳下水时应先用冷水淋浴，使全身肌肉逐渐适应冷水的刺激，当水温过低时，游泳的时间不宜过长。夜里经常抽筋的人，尤其要注意保暖。

2.注意饮食平衡，从饮食中获取各种必需的营养成分。如：喝牛奶和豆浆可以补钙，吃蔬菜和水果可以补充各种微量元素，食用动物内脏、鱼类、谷物可以补充维生素等。

3.运动前，应做好充分的预备活动，对容易发生痉挛的肌肉可先做适当的按摩；运动开始时，不可突然进行紧张用力的动作或剧烈的运动；运动后，要重视放松整理活动，充分拉伸全身各部肌肉。

4.在高温或进行长时间剧烈运动时，应及时补充水分和电解质。大量出汗时应补充营养强化型的运动饮料。

5.当身体情况不佳，特别是疲劳和饥饿时，不要进行剧烈运动。

第六节　高温急症

一、概念

高温急症俗称中暑，是同学们在校园生活中常见的一种情况，是人体在高温和热辐射长时间作用下，机体体温调节失灵，水、电解质代谢紊乱及神经系统功能损害症状的总称。

二、临床表现

（一）先兆中暑

在睡眠不足、过度饮酒或在高温环境下超强劳动或运动一定时间后，有大量出汗、头晕、眼花、耳鸣、恶心、胸闷、心悸、无力、口渴、注意力不集中、四肢麻木等症状出现。这时患者体温略高、脉搏充实而稍快。这些症状是中暑的前期表现。

（二）轻度中暑

除上述表现外，患者有面色潮红或苍白、恶心、呕吐、气短、大汗、皮肤灼热或湿冷、脉搏细弱、脉率增快、血压下降等呼吸、循环衰竭的早期表现，体温超过 38℃。

（三）重度中暑

除具有上述先兆症状与轻度中暑症状外，患者体温多高达 40℃以上，呼吸急促而浅，脉搏快而变细，神志不清，烦躁谵妄，大小便失禁，如救治不及时，很可能导致死亡。这类中暑又可分为四种类型：热痉挛、热衰竭、日射病和热射病。

1. 热痉挛症状特点：多发生于大量出汗及口渴，饮水多而盐分补充不足致血中氯化钠浓度急速明显降低时。这类中暑发生时肌肉会突然出现阵发性的痉挛的疼痛。

2. 热衰竭症状特点：这种中暑常常发生于老年人及一时未能适应高温的人。主要症状为头晕、头痛、心慌、口渴、恶心、呕吐、皮肤湿冷、血压下降、晕厥或神志模糊。此时的体温正常或稍微偏高。日射病症状特点：这类中暑的原因正像它的名字一样，是因为直接在烈日的暴晒下，强烈的日光穿透头部皮肤及颅骨引起脑细胞受损，进而造成脑组织的充血、水肿；由于受到伤害的主要是头部，所以，最开始出现的不适就是剧烈头痛、恶心呕吐、烦躁不安，继而可出现昏迷及抽搐。

3. 热射病症状特点：还有一部分人在高温环境中从事体力劳动的时间较长，身体产热过多，而散热不足，导致体温急剧升高。发病早期有大量冷汗，继而无汗、呼吸浅快、脉搏细速、躁动不安、神志模糊、血压下降，逐渐向昏迷伴四肢抽搐发展；严重者可产生脑水肿、肺水肿、心力衰竭等。

三、高温急症的急救

（一）高温急症的处理

想要挽救患者的生命，就需要尽快使其脱离中暑环境，采取措施使患者体温降至接近正常。

1. 停止劳动或运动，迅速将其转移至阴凉通风处休息，如走廊、树荫下。

2. 脱去患者衣物，用冷水浸泡或淋浴降温。也可采用电风扇吹风或头部冷敷，尽快散热。

3. 大量出汗的患者，在意识清醒的情况下，应饮用含盐的清凉饮料、含有电解质运动饮料或果汁。要确定饮料的碳水化合物或糖的浓度不超过 6%，以免抑制肠道吸收。昏迷患者则禁食水，以防窒息。

4. 高热者，在颈部后面、腋下、腹股沟等大血管处放置冰袋（将冰块、冰激凌等放入塑料袋内，封闭严密即可）；还可用冷水擦浴，直至皮肤发红。每 10 分钟测量一次肛温，至 38℃为宜。

5. 一旦出现高热、昏迷、抽搐等情况，让患者保持侧卧、头后仰，保持呼吸道通畅，同时拨打 120 电话，求助专业医务人员。

（二）预防

1. 充足睡眠养足精神。夏天中午，烈日当头，酷暑炎炎，人们容易疲劳犯困。不仅晚上要睡好、休息好，而且适当的午睡不仅可以避开高温还可以养足精神，使大脑和身体各系统都得到放松，既利于工作和学习，也是预防中暑的好措施。

2. 适当饮水补充水分。高温酷暑的夏天，不论运动量大小都要及时补充水分；千万不要等口渴时才饮水，因为口渴表示身体已经缺水了。对于某些需要限制液体摄入量的患者，高温时的饮水量应遵医嘱。

3. 补充盐分和矿物质。对于暴露在烈日下的工作人员，由于汗液的大量排出，可以通过饮用盐水或含有钾、镁等微量元素的运动型饮料补充盐分和矿物质。不要为了贪图一时凉快而饮用冰冻饮料，以免造成胃部痉挛；酒精性饮料和高糖分饮料会使人体失去更多水分，在高温时不宜饮用。

4. 健康饮食增强营养。夏天为预防中暑，也应注意饮食，多吃清淡的食物，少吃高油高脂食物，减少人体热量摄入。夏季的营养膳食应是高热量，高蛋白，高维生素 A、B_1、B_2 和 C。可多饮番茄汤、绿豆汤、豆浆、酸梅汤等。

5. 夏天穿着的衣服应该选择质地轻薄、宽松和浅色的衣物（如白色、灰色等）并戴上宽檐帽和墨镜或遮阳伞，有条件的可以涂抹防晒值 SPF15 及以上的 UVA/UVB 防晒霜。

6. 户外活动携带防暑药品。据统计，夏季 10 时至 16 时在烈日下行走，中暑的可能性是其他时间的 10 倍。因此夏天出行应尽量避开中午前后时段，户外活动应尽量选择在阴凉处进行并携带防暑药物，如人丹、清凉油等。若出现中暑症状就可及时服用防暑药品缓解病情。

7. 室内避暑适度降温。高温酷暑，要尽可能待在家中避免外出，在家中要通过空调、电扇来降温。如果气温达到35℃以上，电扇已无助于调节人体的热平衡，则可通过洗冷水澡或开空调等通过物理方式来进行人体降温。

院外中暑急救流程见图 3-6。

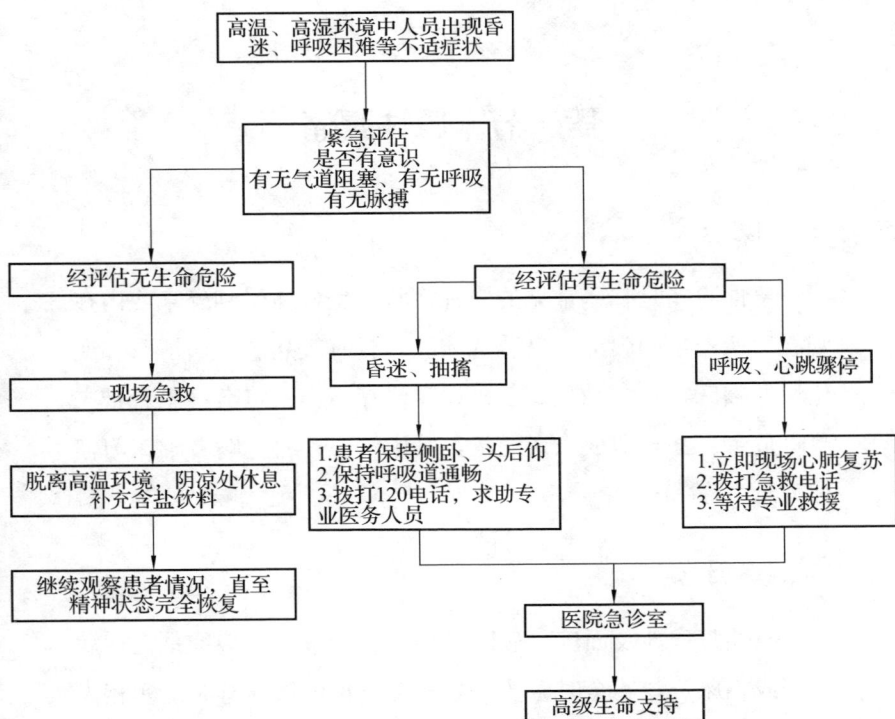

```
        ┌─────────────────────────┐
        │高温、高湿环境中人员出现昏 │
        │迷、呼吸困难等不适症状      │
        └─────────────────────────┘
                     │
        ┌─────────────────────────┐
        │      紧急评估             │
        │    是否有意识             │
        │有无气道阻塞、有无呼吸      │
        │    有无脉搏               │
        └─────────────────────────┘
         │                      │
┌────────────────┐      ┌────────────────────┐
│经评估无生命危险  │      │  经评估有生命危险    │
└────────────────┘      └────────────────────┘
         │              │                    │
┌────────────────┐ ┌──────────┐      ┌──────────────┐
│    现场急救     │ │昏迷、抽搐 │      │呼吸、心跳骤停 │
└────────────────┘ └──────────┘      └──────────────┘
         │              │                    │
┌────────────────┐ ┌──────────────┐  ┌──────────────┐
│脱离高温环境，阴凉│ │1.患者保持侧卧、│  │1.立即现场心肺 │
│处休息，补充含盐  │ │头后仰         │  │复苏           │
│饮料             │ │2.保持呼吸道通畅│  │2.拨打急救电话 │
└────────────────┘ │3.拨打120电话， │  │3.等待专业救援 │
         │         │求助专业医务人员│  └──────────────┘
┌────────────────┐ └──────────────┘         │
│继续观察患者情况，│        │                  │
│直至精神状态完全  │        └────────┬─────────┘
│恢复             │                 │
└────────────────┘         ┌──────────────┐
                           │  医院急诊室   │
                           └──────────────┘
                                  │
                           ┌──────────────┐
                           │  高级生命支持 │
                           └──────────────┘
```

图 3-6 院外中暑急救流程图

第四章　其他常见症状的急救

第一节　急性腹痛

一、概念

急性腹痛是临床常见的一种症状，是机体受到外来或内在刺激后所产生的腹部不良感觉体验，具有起病急、病情重和变化快的临床特点，一旦诊断延误、治疗不当，将会给患者带来严重危害，甚至造成患者死亡。其中，属外科范畴者临床习惯称为急腹症。

二、病因

急性腹痛涉及面广、病因复杂、病种繁多，特别是在疾病早期或临床资料不全时，要想立即做出正确诊断有时确实相当困难。面对急性腹痛患者，医师的首要工作就是尽早做出正确诊断。急性腹痛的病因涉及外科、妇科和内科等数十种疾病，在确定病因诊断时应首先考虑到最常见的一些疾病（表4-1）。

表 4-1　不同腹部疼痛部位的常见疾病

疼痛部位	疾病
腹上窝	胃、十二指肠溃疡穿孔；急性胃肠炎；急性胃扩张；急性胰腺炎；胆道蛔虫；急性梗阻性化脓性胆管炎；心绞痛；急性心肌梗死；急性心包炎；脊髓结核胃肠危象
右上腹	急性胆囊炎；急性梗阻性化脓性胆管炎；胆道出血；肝癌破裂出血；阿米巴肝脓肿；细菌性肝脓肿；膈下脓肿；急性胰腺炎；右侧肾、输尿管结石；右下肺炎；右侧膈胸膜炎；带状疱疹；右侧肋间神经痛；右侧自发性气胸；肾盂肾炎
左上腹	脾破裂；脾脓肿；左侧自发性气胸；左侧肾、输尿管结石；左下肺炎；左侧膈胸膜炎；带状疱疹；左侧肋间神经痛；肾盂肾炎
右下腹	急性阑尾炎；梅克尔憩室炎；回盲部肠套叠；右侧嵌顿性腹股沟疝；右侧嵌顿性股疝；急性输卵管卵巢炎；右侧异位妊娠破裂；右侧卵巢囊肿扭转；右侧卵巢肿瘤破裂；右侧肾、输尿管结石；急性肠系膜淋巴结炎
左下腹	乙状结肠扭转；乙状结肠梗阻；左侧嵌顿性腹股沟疝；左侧嵌顿性股疝；急性输卵管卵巢炎；左侧异位妊娠破裂；左侧卵巢囊肿扭转；左侧卵巢肿瘤破裂；左侧肾、输尿管结石
全腹	急性弥漫性腹膜炎；肠梗阻；实质脏器损伤；空肠脏器破裂或穿孔；急性输卵管卵巢炎；铊中毒；尿毒症；糖尿病酮症酸中毒；肝性血卟啉病；腹型过敏性紫癜；腹型风湿热；腹型癫痫；腹型癔症；低钠血症；低钙血症；高钙血症；急性肾上腺皮质功能减退症；脊髓结核胃肠危象
无固定部位	肠系膜裂孔疝；急性肠系膜上动脉阻塞；急性肠系膜上静脉血栓形成；肠道蛔虫；腰源性腹痛

三、临床表现

1. 炎症性急性腹痛：腹痛＋腹膜刺激征＋发热。

2. 穿孔性急性腹痛：突发性持续性腹痛＋腹膜刺激征＋气腹。

3. 梗阻性急性腹痛：阵发性腹痛＋腹胀＋呕吐＋排泄功能障碍。

4. 出血性急性腹痛：腹痛＋休克＋内（或外）出血。

5. 损伤性急性腹痛：外伤史＋腹痛＋内出血或腹膜炎体征。

6. 缺血性急性腹痛：腹痛突然发生，剧烈，持续性，可伴有阵发性加重（体位变动、内脏活动等引起）。

7. 全身性疾病及功能紊乱所致急性腹痛：有全身性疾病史或精神刺激诱因；腹痛无固定部位，呈间歇性、一过性或不规则性；症状可轻可重，但体征轻，多无固定的腹部压痛与肌紧张，无反跳痛。

四、诊断与鉴别诊断

1. 病史采集和分析病史，包括年龄、性别、既往病史。

2. 了解腹痛的情况：①诱因；②发生的缓急；③病程经过；④腹痛的部位；⑤疼痛的性质；⑥腹痛的放射、转移和扩散。

3. 检查生命体征：对一些危重患者，上述检查要敏捷、准确，不能过于烦琐，以免延误抢救。

检查内容包括：①接触患者时首先观察其面容、体位及神志；②基本生命体征，包括体温、脉搏、呼吸，血压、皮肤；③重点检查腹部压痛部位、腹膜刺激征、肠鸣音和血管杂音。

常见急性腹痛鉴别诊断见表4-2。

表 4-2　常见急性腹痛鉴别诊断

类型	病名	腹痛部位	腹痛性质	腹部体征	其他表现
内脏急性炎症	急性胃炎、胃肠炎	中上腹或全腹	持续性胀痛，发作性阵痛	中上腹或脐周水平压痛，无肌紧张，肠鸣音亢进	恶心、呕吐或腹泻、发热
	肺炎、胸膜炎	上腹部偏于一侧	持续性腹痛，呼吸时加剧，限制呼吸减轻	上腹部可能有压痛，亦可能肌肉痉挛	寒战、高热、胸痛、咳嗽、咳铁锈色痰，有肺炎或胸膜炎的阳性体征
	原发性腹膜炎	全腹	持续性钝痛	广泛性腹膜刺激征，肠麻痹，移动性浊音	呕吐、腹泻、稀便、发热、中毒性休克
	阑尾炎	先中上腹后右下腹	先为中上腹钝痛、胀痛，后为右下腹持续疼痛，逐渐加重	右下腹麦氏点固定压痛，肌紧张或痉挛	早期恶心、呕吐，体温略升

续表

类型	病名	病史	腹痛部位	腹痛性质	腹部体征	其他表现
内脏急性炎症	梅克尔憩室炎	婴儿及儿童多见，发病急，无诱因	右下脐旁，不转移	持续性钝痛	脐旁压痛，无明显肌痉挛	体温略升，可有恶心呕吐
	急性肠系膜淋巴结炎	儿童多见，随呼吸道感染发病	脐周或右下腹中线，不转移	持续性钝痛	右下腹或脐周压痛，无肌痉挛	有高热，呕吐少见，腹痛在治疗后迅速消退
	急性胆囊炎，胆石症	中年女性多见，多于高脂餐后发作，起病急	中上腹扩展至右上腹	先胀痛，继续痛，向右肩及背部放射	右上腹明显压痛，肌痉挛，墨菲征阳性，或可触及胆囊炎性肿块	恶心呕吐，发热，可有轻微黄疸
	克罗恩病	青壮年男性较多见，可反复发作	脐周或右下腹中线，不转移	阵发性钝痛	腹痛部位压痛，反跳痛，或有肌紧张	体弱，贫血，腹泻，稀便，便血，肛门病变等
	急性胆道感染，胆石症	青中年多见，起病急	中上腹扩展至右上腹	持续性钝痛或继发性绞痛，向右肩及背部放射	右上腹及右肋下压痛，可触及胆囊炎性肿块	寒战，发热，黄疸，恶心，呕吐，可有肝大

续表

类型	病名	病史	腹痛部位	腹痛性质	腹部体征	其他表现
	胆道蛔虫	青中年多见，有吐蛔、驱蛔史	剑突下	剧烈钻顶样疼痛	剑突下深压痛，无肌紧张，与腹痛程度不相称	恶心，呕吐，可吐蛔虫，间歇期隐痛或完全不痛
内脏急性炎症	急性胰腺炎	暴饮暴食	先上腹中部偏左，后可扩展	持续性剧烈刀割样疼痛，可向左腰部放射	上腹压痛，肌痉挛至严重强直，脐部及左肋部可见瘀斑，移动性浊音可为阳性	反射性呕吐，出血型可迅速出现休克
	急性盆腔炎	多在月经期或分娩流产后发病，有反复发作史	下腹部为主，常有上腹部不适及腰痛	持续性钝痛，有坠胀感	下腹子宫附件区压痛，一般无肌痉挛。肛门指检可发现附件区压痛	发热，畏寒，白带增多，月经过多或迁延时久
内脏急性穿孔或破裂	胃、十二指肠穿孔	中年男性多见，有溃疡病史，多于食后突然发作	先在中上腹，随后可扩展至全腹	剧烈持续刀割样疼痛	上腹压痛，肌痉挛明显，呈板状腹，肝浊音界消失，移动性浊音(+)，肠鸣音消失	

续表

类型	病名	病史	腹痛部位	腹痛性质	腹部体征	其他表现
内脏急性穿孔或破裂	外伤性空腔器官破裂	腹部暴力压迫或挫伤时发生	先局限, 后扩展至全腹	开始尖锐痛, 继为持续痛	局限或全腹腹膜刺激征, 肝浊音界消失, 移动性浊音(+), 肠鸣音消失	可能有恶心、呕吐, 发热
	异位妊娠破裂	见于孕龄妇女, 有停经史, 突然发病	先一侧下腹, 继扩展至全腹, 但仍以下腹为显著	开始尖锐, 继而持续, 伴发性加剧	下腹部压痛伴肌紧张, 移动性浊音(+)	失血性休克
	卵巢滤泡、黄体破裂	两次月经中期前后突然发作	下腹部低位	开始剧烈, 其后减轻或钝痛	下腹部腹股沟上区深压痛, 无肌痉挛	多无恶心、呕吐, 发热, 可出现休克
	肝、脾、肠系膜破裂	腹部暴力压迫或挫伤后发病, 起病迅速	全腹, 但以肝、脾或肠系膜部位明显	尖锐至持续钝痛	肝、脾系膜部压痛, 肌紧张明显, 波及全腹, 移动性浊音(+)	失血性休克

续表

类型	病名	病史	腹痛部位	腹痛性质	腹部体征	其他表现
空腔器官急性梗阻或扭转	肠梗阻	粘连性肠梗阻	腹部手术史或腹膜炎病史，突然发作	脐周或全腹	阵发性绞痛	脐周或全腹压痛，可见肠型，肠鸣音亢进、恶心、呕吐、腹胀、便秘、可完全不排气
	肠扭转	小肠多见于儿童，乙状结肠多见于成人，突然起病	小肠在脐周，乙状结肠在左下腹，均可向背部放射	持续性、阵发加剧	小肠：腹中部压痛和肌紧张，肠鸣音亢进，腹胀不明显。乙状结肠：全腹胀、左下腹压痛肌紧张，腹胀明显	小肠：呕吐频繁，严重者出现休克。乙状结肠：腹胀突出，但呕吐少
肠腔器官急性梗阻或扭转	肠套叠	婴儿多见，起病急	腹中部或全腹	阵发性绞痛	回盲部可扪及腊肠形包块，有压痛，无肌痉挛，阵发性发硬，间歇时松软	呕吐频繁，可见肠蠕动波，排黏液血便，体温不高

续表

类型	病名	病史	腹痛部位	腹痛性质	腹部体征	其他表现
肠器官急性梗阻或扭转	肠蛔虫	儿童为主，有吐蛔、排蛔史，起病急	腹中部	阵发性绞痛，间歇期减轻	腹中部可触及肠内蛔虫团，有压痛但无肌痉挛，肿块可按摩而消散	呕吐频繁，便秘，不排气，腹胀，一般不发热
	卵巢囊肿扭转	可有卵巢囊肿病史，突然发作腹痛	下腹一侧，可遍及中上腹	阵发性剧烈绞痛	有压痛及肌紧张，可触及压痛肿块	恶心，呕吐，一般不发热
	肾输尿管结石	发作突然，可有反复发作病史	腹部两侧或腹部一侧	阵发性剧烈绞痛，向外生殖器放射	肾区叩击痛，一侧腹部自上而下沿骨中线压痛，无肌紧张	恶心，呕吐，尿频，尿急，一般不发热

五、急救处置

在诊断未明确之前尽量不用或少用止痛药物，以免掩盖、延误病情。

（一）对症治疗

1. 解痉止痛：对于诊断明确者可给予止痛解痉药。胃肠道痉挛所致者可给予山莨菪碱 10 mg，肌内注射。肾输尿管结石所致者也可给予山莨菪碱 10 mg，肌内注射。该药不适用于颅内压增高、出血性疾病、青光眼、尿潴留等疾病。肾输尿管结石患者必要时可给予阿托品 0.5mg，肌内注射。冠心病患者慎用。

2. 纠正水电解质紊乱：腹痛多伴有呕吐症状，常会导致水、电解质紊乱，处理时应及时补液以纠正。

3. 抗休克：腹痛疾病中可因大量失血、失液而导致休克，处理时应积极补液抗休克。

4. 抗感染：对于有明确感染者，可予抗感染治疗。

（二）病因治疗

积极处理原发病的经验与建议如下。

1. 嘱患者咳嗽，若腹痛加重，意义等同于反跳痛。

2. 肝浊音界检查应在腋中线而不是锁骨中线进行，以避免结肠肝曲的影响。

3. 泌尿系结石和腹主动脉瘤都可出现腰背部疼痛并向会阴部放射。

4. 在诊断未明确之前，尽量不用或少用解痉、止痛药，以免掩盖、延误病情。

第二节　抽　搐

一、概念

抽搐是全身或局部成群骨骼肌的不自主地痉挛收缩，并且伴有关节运动，多为全身性、对称性，伴有随意运动的丧失。临床表现多为四肢和躯干骨骼肌强直性收缩或阵挛性收缩，每次发作持续数分钟，多伴有意识丧失；常反复发作，轻者为局限性抽搐，重者为躯体或颜面局部连续性抽动。

抽搐与痉挛、惊厥、癫痫的关系甚为密切，含义也相近，但概念略有不同。痉挛是指肌肉的不自主收缩，可发生于骨骼肌或平滑肌；强烈的骨骼肌痉挛称为抽搐，一般多无意识障碍；伴有意识丧失的抽搐称为惊厥。局限性的运动性癫痫属于抽搐，癫痫大发作属于惊厥，但失神小发作、精神运动性发作和感觉性、自主神经性癫痫发作因无抽搐表现，故不属于抽搐与惊厥的范畴。

二、病因

（一）颅内病变

1.颅内感染，包括各种病毒、细菌和其他微生物引起的脑炎、脑膜炎、脑脓肿。

2.颅内肿瘤。

3.颅脑外伤。

4.脑寄生虫病，如脑血吸虫病、脑囊虫病、脑肺吸虫病、脑型疟疾等。

5. 脑血管病，如脑血管畸形、脑动脉瘤、蛛网膜下腔出血、脑出血、脑血栓形成、脑栓塞、钩端螺旋体动脉炎等。

6. 癫痫。

7. 其他疾病。

（二）全身性疾病

1. 感染，如中毒性痢疾、中毒性肺炎、放疗等引起的中毒性缺氧，如窒息、一氧化碳中毒。

2. 代谢疾病，如低血糖、低血钙、低血钠、低血镁、高血钠、尿毒症、肝性脑病、糖尿病昏迷等。

3. 心血管疾病，如高血压脑病、急性心源性脑缺血综合征等。

4. 中毒，如食物中毒、药物中毒、农药中毒、汞中毒等。

5. 癔症性抽搐。

6. 其他疾病，如结缔组织病、变态反应性疾病和高热、热射病等。

三、发病机制

抽搐是脑内兴奋和抑制过程的相互关系发生障碍的表现，是脑细胞功能紊乱引起中枢神经元异常放电的结果，其发病机制尚未完全阐明，可能与下列因素有关。

1. 大脑缺氧和缺血。

2. 代谢紊乱：抽搐阈的高低与细胞内、外电解质的相对浓度有关，其中钠离子浓度的改变起主要作用。低血钠时，细胞外液钠离子浓度降低，形成低渗状态，使细胞外的水分向细胞内移动，引起细胞内水肿；高血钠时，细胞外液呈高渗状态，细胞内液向细胞外移动，引起细胞内脱水。水肿和脱水均可引起脑细胞功能紊乱。此外，低钙、低镁、低血糖时也可发生抽搐。

3. 脑细胞损害。

4. 脑部病灶刺激脑肿瘤、血管畸形、血肿、脑寄生虫病、脑炎、脑膜炎瘢痕组织及大脑的其他局灶病变等，均可使脑细胞受到刺激，使其过度兴奋而发生抽搐。

5. 遗传因素：原发性癫痫患者，并无上述病理改变及代谢异常，其子女癫痫发病率远远高于一般人，而且亲属的脑电图异常也比一般人高 5 倍。这些情况说明癫痫与遗传有关。

6. 精神因素：精神创伤可以刺激大脑皮质，使其出现短暂的功能紊乱，失去对皮质下中枢的调节与抑制作用，从而产生抽搐，如癔症性抽搐。

四、临床表现

抽搐是一种常见的临床症状，临床表现有以下几种形式。

1. 全身强直： 阵挛性抽搐是临床上最常见的形式。患者突然意识丧失，昏倒在地，全身肌肉发生强直性收缩。部分患者倒地之前会先尖叫一声。尖叫由呼吸肌与声带同时收缩，肺内气体从狭窄的声带间隙急速挤出所致。强直性抽搐表现为头转向一侧或后仰，双眼侧视或上翻；上肢的肩部内收，肘、腕及掌指关节屈曲，拇指内收，双手握拳；下肢髋关节稍屈曲，膝关节伸直，踝关节及足趾屈曲；呼吸肌强直性收缩而出现呼吸停止；颜面及全身皮肤由苍白或潮红迅速变为发绀；瞳孔散大，对光反射消失。强直性抽搐一般持续 15 ～ 30 秒，继之转为一伸一屈的阵挛性抽搐，头部、躯干及四肢肌肉抽动强烈而有节律，呼吸逐渐恢复，发绀消失，全身出汗，唾液分泌增加。患者可因咀嚼肌的阵挛性抽搐咬破舌尖及颊部黏膜而致出血，血液混于唾液呈红色泡沫状从口角流出。膀胱和腹壁肌肉的收缩导致小便失禁。阵挛性抽搐一般持续 30 秒至 3 分钟，随后停止，患者意识仍不清，呼吸渐趋平稳，脸色逐渐恢复正常，各种生理反射恢复，经过一段时间深睡后开始清醒。醒后对发作经过毫无记忆，但感到头痛、头昏、精神差、疲乏无力；偶有短时单侧轻瘫、偏轻瘫及失语，这种现象常提示在相应的大脑皮质有病灶存在。有的患者在意识恢复过程中有蒙眬状态和精神错乱，表现为躁动不安，从床上跳起往外奔跑，甚至有错觉、幻觉、自伤及伤人等破坏性行为，也有表现为游荡症者。

全身强直：阵挛性抽搐多见于癫痫大发作，脑炎、脑膜炎、中毒性脑病、高热惊厥等疾病所致的抽搐也多属于这一类。癫痫大发作如频繁出现，一次接着一次连续不停，间歇期时间短，两次发作之间无清醒期，则称为癫痫持续状态。患者持续昏迷，如不控制抽搐则昏迷逐渐加深，同时伴有高热、脱水、衰竭等严重情况，有导致死亡的危险。癫痫持续状态可见于原发性或继发性癫痫患者，前者多由于骤然停用抗癫痫药物及感染，后者的病因多为脑肿瘤、脑血管疾病、颅内感染等。

2. 全身强直性抽搐：这类抽搐表现为全身肌肉张力持续性增高，四肢呈伸性强直，头后仰，上肢内旋，肘关节伸直或半屈，前臂旋前，手指略屈曲，下肢髋和膝关节伸直，踝及趾关节跖屈，有时伴角弓反张及不规则呼吸，多有意识丧失，也有清醒者。每次发作持续十多分钟至数十分钟不等。这类抽搐多见于强直性癫痫、破伤风、士的宁中毒、狂犬病、脑炎后遗症等情况。强直性癫痫又称为中脑性发作、脑干性发作，由中脑直接或间接受压引起，常见于脑干疾病、小脑肿瘤、颅后窝肿瘤、脑室出血等疾病。

3. 全身阵挛性抽搐：患者开始发作时，意识丧失或有明显意识障碍，全身肌张力突然降低，跌倒在地；继之全身肌肉阵挛性抽搐，但往往两侧不对称，以一侧或以个别肢体较明显。抽搐的幅度及频率时常变动，不同部位抽搐的幅度和频率也有差异，如面肌的抽搐快而幅度小，上肢抽搐慢而强烈，以及快速的下肢肌阵挛。抽搐一般持续数分钟，除了持续时间甚长者外，意识多可恢复迅速，自主神经症状较轻。这类抽搐几乎均发生于婴儿和幼童，多见于发热过程中，也见于原发性癫痫及变性疾病。

4. 全身肌阵挛性抽搐：抽搐表现为头、颈、躯干及四肢肌肉的短促抽动，可一次或多次地连续发生。抽搐时间短，整个过程意识不丧失，这是和全身性肌阵挛性发作的不同点。这类抽搐也多见于儿童，如非典型小发作，但也可见于成人癫痫。

5. 局限性癫痫性抽搐：这类抽搐的特点是局部或肢体突然出现阵挛性抽搐，多始于一侧口角、手指或足趾，随后向肢体的近端蔓延，扩展到一个或一侧肢体。患者多无意识丧失。这种抽搐又称为杰克森（Jackson）癫痫。抽搐也可局限于起始部位，不扩散或波及对侧肢体成为全身性抽搐，不伴意识丧失。局限性抽搐持续的时间虽然比癫痫大发作长，但仍属短暂，偶尔会有持续或间歇状态，称为局限性抽搐持续状态。严重或持续的抽搐之后，可出现该肢体的一时性瘫痪，称为陶德（Todd）瘫痪。局限性痫性抽搐常提示对侧大脑皮质运动区有器质性病灶，常见于某些颅内占位性病变、脑寄生虫病及颅脑外伤后遗症等疾病。

五、诊断与鉴别诊断

（一）诊断

临床上引起抽搐的疾病很多，可见于多个系统，抽搐的原因不明，抽搐的形式也不同，伴随的症状各具特点。认真观察抽搐的特征，详细而全面地掌握各种疾病的抽搐形式及伴随症状，可以大致确定是哪一种疾病，再进行必要的辅助检查一般即可明确病因。

（二）鉴别诊断

1.癫痫既往病史提示癫痫反复发作，发病前患者有头昏、心悸、精神错乱、幻觉等先兆，发作时发出尖叫，意识丧失，跌倒在地，全身强直，呼吸暂停，两眼上翻，瞳孔散大，对光反射消失。数秒后全身出现阵挛性抽搐，口吐白沫，小便失禁，可考虑癫痫大发作。如抽搐发作的时间持续在 30 分钟以上，为癫痫持续状态。癫痫分为原发性和继发性，根据头部病史大致可区分，脑电图可明确诊断。因抽搐时间大于 5 分钟脑组织易缺氧受损，应立即进行治疗。

2.脑部疾病性抽搐

（1）炎症性疾病包括病毒性及细菌性脑炎和脑膜炎，这类疾病引起的抽搐发生前均有发热、头痛、恶心、呕吐等感染及颅内高压等表现，多有一定的意识障碍或精神异常，脑脊液检查可协助诊断。

（2）脑囊虫病的抽搐表现为类似癫痫样发作，发作后有一过性肢体瘫痪、脑神经麻痹或失语、失明等，以及不同程度的意识障碍，大便中可有绦虫卵，颅脑 CT 和 MRI 检查可明确诊断。

（3）脑血管病、脑出血、蛛网膜下腔出血、高血压脑病等均可引起抽搐。抽搐特点为全身性或局限性发作，严重时形成癫痫持续状态，起病急，发展快，进行性加重。高血压脑病在抽搐发作前，有血压显著升高（180 ～ 260mmHg）、剧烈头痛、恶心、呕吐、精神错乱等先兆。

（4）脑肿瘤引起的抽搐：在无其他疾病的基础上，出现一侧面部或肢体抽搐、癫痫样发作，长期不易控制，伴有颅内高压、眼底视神经水肿及定位体征，如单瘫、偏瘫、感觉障碍、失语，颅脑 CT 和 MRI 检查均可明确肿瘤部位。其次，颅脑外伤亦可引发抽搐，以癫痫样抽搐为特点时可发生骨折或关节脱位；妇女生产后 1 个月内抽搐往往提示皮层、静脉或上矢状窦血栓形成，通过仔细的神经系统检查及颅脑 CT 和 MRI 检查有助于判断引起抽搐的病变部位。

（5）低血钙性抽搐：血钙低于 1.75mmol/dL（7mg/dL）常引起抽搐发作。抽搐具有典型的特点，发作时腕和手呈强直性痉挛，以肢端最为明显，呈"助产士手""芭蕾舞足"，严重病例全身骨骼肌均呈痉挛状态，可导致呼吸暂停、窒息。血钙检查可明确诊断。

（6）低血糖性抽搐：严重低血糖可引起抽搐发作。抽搐发作前，患者有心悸、软弱多汗、震颤等前驱症状，继而出现手足麻木、肌痉挛，表现为局限性发作或全身性发作。因血糖低（50～60mg/dL）时发生全身性抽搐，及时测定血糖即可诊断。

（7）晕厥引起的抽搐：晕厥时间大于30秒的患者多伴发抽搐，主要表现为角弓反张、面部和上肢阵挛性抽动，抽搐时间一般不超过20秒。患者有典型的晕厥先兆，如头晕、心悸、黑矇、乏力等。

（8）心源性抽搐：心脏本身排血功能减退可引起脑部缺血，发生短暂性意识丧失，称为心源性昏迷。昏迷发作数秒后可有四肢抽搐、呼吸暂停、发绀等表现，称为阿－斯综合征。发作大多短暂，发作后意识常立即恢复。一般有明确的心脏病病史、严重的心律失常，或心音与脉搏消失、血压下降，心电图可作为辅助诊断依据。

（9）癔症性抽搐：以青年女性多见，多有精神刺激史，多在人多的场合发作，双目紧闭、呼之不应，以肢体不规则抖动为主，有明显的屏气或过度换气，可出现四肢麻木及手足抽搐。发作时多不引起跌伤，无咬破唇舌，无大小便失禁，暗示或强刺激可中断发作。脑电图及辅助检查均正常。

（10）破伤风所致的抽搐：有典型的角弓反张、牙关紧闭、苦笑面容和肌肉剧烈疼痛，无意识障碍。仔细询问受伤史是诊断的关键。

（11）高热惊厥：单纯的发热惊厥，多见于6个月至3岁的婴幼儿童。多数发生在急性发热中，体温短时间内上升至39℃以上。表现为全身阵挛性发作或强直性抽搐，抽搐时限一般为数秒至数分钟，很少超过10分钟；高热退后，惊厥即可缓解。发作后无明显异常，神经系统检查无异常。脑电图表现为节律变慢或枕部有高电位活动，退热后脑电图正常。

（12）子痫性抽搐：子痫可以发生在产前、产时、产后一周内，多数发生在产前。抽搐前多有先兆子痫症状（个别患者前期症状不明显，突然发作抽搐或进入昏迷）。

子痫发作体征：开始于面部。眼球固定，斜视一方，瞳孔散大，从嘴角开始出现面部肌肉痉挛，数秒后全身肌肉收缩，面向一侧歪斜，双手臂屈曲握拳，腿部旋转，持续约 10 秒，下颌与眼皮一张一合，全身上下迅速强烈痉挛，口吐白沫，舌被咬破，眼结膜充血，面部发紫，发红，历时 1 ～ 2 分钟进入昏迷；少数患者抽搐后，立即清醒，也可停止片刻再发生抽搐。有时抽搐可以为突发症状，伴谵妄、昏睡或昏迷，通常有高血压、水肿、蛋白尿等改变，一般在妊娠后期。实验室检查及病史可明确诊断。

（13）肝性脑病性抽搐：常有肝硬化病史。肝性脑病是肝硬化终末期的常见并发症。抽搐表现为扑翼样震颤，患者双臂平伸手指分开，可见双手向外侧偏斜，掌指关节和腕关节有快速不规则扑翼样抖动；肌张力增高，腱反射亢进，四肢屈曲和面肌抽搐。

（14）尿毒症引起的抽搐：伴少尿或无尿。前驱症状有贫血、厌食、呕吐、头昏、头痛、乏力、理解力及记忆力减退。随着病情加重，可出现烦躁不安、肌肉颤动、抽搐。全身发作前常有步态不稳、手指震颤、扑翼样震颤及肌震颤，最后可发展为表情淡漠、嗜睡和昏迷。肾功能检查可明确诊断。

（15）药物中毒性抽搐：贝美格、盐酸二甲弗林、茶碱、尼可刹米等中枢神经兴奋剂使用过量时，可引起抽搐。大量服用苯巴比妥等药物后突然停用，可于数日后出现全身性抽搐。发作前先出现肢体震颤、定向力障碍，昏迷早期有四肢强直性抽搐，伴腱反射亢进、锥体束征阳性。发芽的马铃薯及亚硝酸盐中毒、植物性毒物等均可引起抽搐，有机磷农药中毒更为常见，全身胆碱酯酶活力在正常值的30%以下常可发作，呈四肢强直性抽搐。通过毒物分析、实验室检查可诊断。

六、急救

1. 一般措施： 保持安静，减少刺激，防止受凉，避免外伤。对全身性抽搐的发作期，应用纱布包绕压舌板，放置在患者上、下牙齿间防止咬伤舌头。如有呕吐，应将患者头部偏向一侧；如有发绀则需吸氧。

2. 其他措施： 根据抽搐的病因，采取相应的有效措施：如为中毒性抽搐，应去除人体内毒物，立即前往医院应用特效的解毒剂；高热惊厥，应立即物理降温，使体温控制在38℃以下；低血糖发作，应立即就地口服糖水或高渗糖；糖尿病高渗性非酮症性昏迷、中枢神经系统感染、颅内肿瘤等导致的抽搐，则立即前往医院治疗。

第三节　昏　迷

一、概念

昏迷（coma）是最严重的意识障碍，表现为意识完全丧失，对外界刺激不会出现有意识的反应，随意运动消失，生理反射减弱或消失，出现病理反射。昏迷是临床上常见的急症之一，死亡率高，应及时诊断和处理。

二、意识障碍的程度

（一）意识障碍分级

临床上判断患者是否昏迷和昏迷的程度，主要根据患者对声、触、压、疼痛等刺激的言语、行为运动反应，以及各种反射障碍的表现来决定。

1. 嗜睡：为早期表现。患者持续处于睡眠状态，但能被唤醒，能基本正确回答问题，检查也能配合，停止刺激后即又入睡。

2. 昏睡：只能被较重的痛觉或较响的言语刺激唤醒，回答问题模糊、不完全，刺激停止后即又入睡。

3. 浅昏迷：患者意识大部分丧失，无自主运动，对声、光刺激无反应，对疼痛刺激尚可出现痛苦表情或肢体退缩等防御反应，角膜反射、瞳孔对光反射、眼球运动、吞咽等脑干反射可存在，肢体可呈伸直性去大脑强直，出现病理反射，呼吸、脉搏、血压等尚无显著改变。

4. 深昏迷：自发性动作完全消失，对任何外界刺激均无反应。角膜反射、瞳孔对光反射及腱反射均消失，巴宾斯基征持续阳性，生命体征也常有改变。

（二）几种特殊类型的意识障碍

1. 去皮质综合征：见于缺氧性脑病，其次为皮质损害较广泛的脑血管病及外伤。表现为无意识地睁眼闭眼，眼球可活动，瞳孔对光反射、角膜反射存在，四肢肌张力增高，病理反射阳性。但患者无自发动作，对外界刺激不能产生有意识的反应，大小便失禁，有觉醒和睡眠周期，保持上肢屈曲。下肢伸直性强直状态，称为去皮质强直。

2. 无动性缄默症：又称睁眼昏迷，系脑干上部或丘脑的网状激活系统受损导致。患者能注视周围人物。貌似觉醒，但不能言语和活动。肌肉松弛，大小便失禁。刺激不能使之清醒。

3. 闭锁综合征：又称去传出状态，见于脑桥基底部受损。患者表现为脑桥以下脑神经及四肢瘫痪，能以眼球上下运动表达意志，意识清楚，但身体不能动，不能言语。常被误认为昏迷。

4. 心因性昏迷：也称假昏迷，是强烈的精神创伤导致的反应性精神病。这些患者在昏迷的状态下，呼吸正常或过度换气，两眼故意紧闭，两侧瞳孔可缩小但是对光反射正常，用手捏患者的鼻子会出现张口呼吸，眼前庭反射正常，肌肉张力正常或时紧时松。

5. 意志缺乏症：患者处于清醒状态并能意识到自己的处境，但却不讲话，无自主活动。虽然其感觉和运动通路仍完整，而且患者对自身和环境的记忆仍存在，但对刺激无反应、无欲望，呈严重淡漠状态，多见于双侧额叶病变患者。

三、昏迷的病因与分类

（一）病因学

严重昏迷提示大脑半球、间脑和 / 或脑干的功能障碍。小脑幕上结构的局灶性病变可广泛损害两侧大脑半球，也可以通过严重的脑水肿使半球结构压迫间脑的激活系统与中脑，引起经小脑幕切迹的脑疝导致脑干损伤。原发的小脑幕下（脑干或小脑）病变可压迫或直接损伤自中脑中部至间脑（通过向上的压迫）之间任何部位的网状结构。代谢性或感染性疾病可通过血液成分的改变或毒素抑制大脑半球和脑干的功能。脑血流量的减少（如晕厥或严重心力衰竭）或脑的电活动的改变（如癫痫发作）也都能造成意识障碍。脑震荡、抗焦虑药物，以及麻醉剂可以引起意识障碍而不伴有可被察觉的脑部结构性变化。

（二）病因学分类

昏迷发生的病因较为复杂，是牵涉多个学科的一系列疾病。由于患者不能与医生有效合作，因此面对昏迷患者查询发生的原因，常很棘手。目前临床尚无统一的病因分类方法，一般分为两大类。

1. 颅内疾病

（1）颅内感染性疾病。

（2）脑血管病：脑出血、大面积脑梗死、蛛网膜下腔出血等。

（3）颅内占位性病变。

（4）闭合性颅脑损伤：脑震荡、脑挫裂伤、颅内血肿等。

（5）颅内压增高综合征。

（6）癫痫。

2. 全身性疾病

（1）重症急性感染性疾病：病毒感染、细菌感染、立克次体感染、螺旋体感染等全身性感染引起的感染中毒性脑病。

（2）内分泌及代谢障碍性疾病：垂体性脑病、甲状腺危象、黏液水肿性昏迷、肾上腺皮质功能减退性昏迷、尿毒症性脑病、肺性脑病、肝性脑病、低血糖性昏迷、高血糖性昏迷、妊娠中毒症。

（3）心源性脑病：见于阵发性心动过速、房室传导阻滞、病态窦房结综合征引起的阿－斯综合征。

（4）水、电解质平衡紊乱及酸碱中毒：稀释性低钠血症、高氯性酸中毒、低氯性碱中毒。

（5）外因性中毒：工业毒物（如一氧化碳、四氯化碳、氯甲烷、甲醛）中毒、农药（如有机磷等）中毒、药物（如安眠药、麻醉药、抗精神病药等）中毒、植物与蕈类（如毒蘑菇等）中毒、动物类（毒蛇、河豚等）中毒、酒精中毒。

（6）物理性及缺氧性损害：高温中暑（热射病）、触电、淹溺、高山病。

四、昏迷的诊断

患者来诊后病因往往不明，诊断需有序进行。首先要保持呼吸道通畅，检查呼吸、血压、脉搏、心电图；了解基本情况后，再进行其他检查。诊断围绕是否昏迷、昏迷的程度及昏迷的病因进行。

（一）病史

1.昏迷起病的缓急：急性起病多见于脑血管病、外伤和中毒性疾病；亚急性起病常见于各类脑炎、脑膜炎、肝性脑病、尿毒症性脑病等；逐渐发生者多见于颅内肿瘤和慢性硬膜外血肿；阵发性昏迷多见于肝性脑病。

2.注意昏迷是突然出现的，还是在病程中出现的：如以眩晕等为首发症状者，应考虑椎基底动脉供血不足；以剧烈头痛、恶心、呕吐为首发症状者，多为急性脑血管病；急性颅内感染或颅外感染性疾病所致者，昏迷前多有发热等。

3. 有无外伤、毒物接触史及患者所处的环境：如有无一氧化碳中毒、中暑、电击伤等。

4. 有无引起昏迷的内科疾病：如有无糖尿病、肝性脑病、肺性脑病或尿毒症性脑病。

5. 短暂昏迷者，应询问有无癫痫病史。

（二）体格检查

1. 体温：高热见于重症感染如肺炎、败血症、脑膜炎等；脑部病损侵及下丘脑体温调节中枢可出现高热，多见于脑出血；夏季患者高热至 41 ℃或以上，在高温环境下出现者须考虑中暑；体温过低可见于各种代谢性或中毒性昏迷，也见于休克、黏液性水肿与冻伤等。

2. 脉搏：脉率显著减慢至 40 次 / 分以下，需考虑房室传导阻滞；心搏减慢合并潮式呼吸、血压增高，则提示颅内压增高；脉（心）搏消失则是心搏骤停的表现；脉搏增快见于急性全身感染、颠茄类和吩噻嗪类等药物中毒、休克、心脏异位节律等。

3. 呼吸：明显减慢见于吗啡类、巴比妥类等药物中毒所致的呼吸中枢抑制。

脑出血时呼吸深而粗，出现鼾声；代谢性酸中毒时（如糖尿病与尿毒症昏迷）常出现库斯莫尔呼吸，呼吸深大而规律，频率正常；呼气带氨臭味见于尿毒症；呼气带烂苹果味见于糖尿病酮症酸中毒；酒精中毒时呼气带酒味；有机磷中毒时呼气带大蒜气味；出现肝臭者提示为肝性脑病；周期性潮式呼吸见于双侧大脑半球疾病或间脑病变，呼吸不规则（共济失调性吸气等）见于脑桥下部或延髓上部的病变；过度换气通常反映代谢性或肺部疾病，如甲状腺功能减退、慢性肺心病合并二氧化碳潴留时可出现换气不足，但有时候也反映脑桥上部或中脑的损害。

4. 血压：严重高血压常见于高血压脑病、脑出血等；麻醉剂与安眠药中毒、内出血、心肌梗死、革兰氏阴性杆菌败血症、慢性肾上腺皮质功能减退症等疾病时血压降低。

5. 皮肤：面色苍白见于休克、尿毒症昏迷；面色潮红见于酒精、颠茄类中毒、中暑、肺性脑病、脑出血等；皮肤黏膜黄染可见于重症肝病、脑型疟疾、败血症等；皮肤呈樱桃红色须注意一氧化碳中毒；皮肤有出血点须注意败血症、伤寒、感染性心内膜炎、血液病等；皮肤有色素沉着可见于慢性肾上腺皮质功能减退症。

6. 脑膜刺激征：首先表现为颈项强直，将头部前后屈曲时有抵抗感，左右旋转时则无抵抗感；深昏迷时脑膜刺激征可不出现。蛛网膜下腔出血患者有时需经 24 ～ 48 小时颈项强直才明显，此时脑脊液检查呈血性，有诊断价值。

7. 瞳孔：子痫、癫痫发作时，颠茄类、巴比妥类、可待因、奎宁、氰化物、麻黄碱、乌头碱、可卡因等中毒，或缺氧时可见双侧瞳孔扩大；小脑幕上疝或颈内动脉与后交通动脉连接处的动脉瘤压迫动眼神经，常可见一侧瞳孔扩大；吗啡、毛果芸香碱、新斯的明、有机磷、苯胺、乙醇、水合氯醛等中毒时瞳孔缩小；桥脑出血时双侧瞳孔缩小如针尖。对光反射障碍最常见于视神经中枢病变；若对光反射变化不定，提示为中毒、代谢性疾病或颅内压不稳定；固定而散大的瞳孔常由严重的器质性病变所致；中脑受损或严重的安眠药中毒时，瞳孔呈中等大小，反射消失；在大多数代谢性疾病、大脑半球疾病或心因性意识反应消失病例中，瞳孔对光反射都正常。

8. 眼底：颅脑损伤或颅内出血后 12 ～ 24 小时内可出现视盘水肿。若视盘水肿非常严重，常提示慢性颅内高压，多由颅内占位性变所引起；玻璃体下出血可见于蛛网膜下腔出血。

9. 眼球运动：脑干病变可出现各种眼肌与眼睑瘫痪。

眼脑反射检查（头旋转时的眼反射运动和冰水刺激内耳的前庭眼反射运动）有助于脑部病变的定位诊断。在下丘脑疾病，半球受到抑制的病例中，外耳道灌注冷水引起的前庭 - 眼球反应可显示向双侧的强直性同向性偏斜。哪一侧外耳道接受冷水灌注，双眼球就向该侧同向偏斜。脑干受损时前庭 - 眼球反应消失或出现非同向的眼球偏斜。在心因性反应丧失病例中，只见轻微眼球震颤或随机的不规则眼球活动。

10. 瘫痪观察肢体的位置，对疼痛的刺激反应，肌张力、腱反射的改变和病理反射的出现，可确定瘫痪的存在。

在大脑半球病变中，偏瘫的肢体对疼痛刺激无运动反应。

去大脑强直（颈项与背脊后仰、四肢伸直、牙关咬紧）见于间脑 - 中脑功能障碍；脑桥延髓脑干障碍则引起四肢松弛性瘫痪。

对称的运动障碍，往往包括扑翼样震颤或多灶性肌阵挛，见于代谢性疾病，特别是缺氧，以及药物中毒引起的弥漫性神经元异常，或克罗伊茨费尔特 - 雅各布病。

去大脑强直与去皮质强直的区别：去大脑强直呈颈、躯干与四肢的伸直性强直，可见于中脑出血、肿瘤或炎症病变。去皮质强直表现为上肢呈屈曲性、下肢呈伸直性强直，可见于急性或亚急性双侧大脑半球病变（缺血缺氧性脑病、大脑皮质广泛损害的脑血管疾病、脑炎、脑外伤、丘脑出血等）。颜面、躯干及四肢细小而急速的肌阵挛运动可见于脑炎、尿毒症等。昏迷伴局部性抽搐要注意脑肿瘤、蛛网膜下腔出血等。全身抽搐可见于尿毒症、低血糖、一氧化碳中毒、肝性脑病、中毒性昏迷、子痫、癫痫等。扑翼样震颤可见于肝性脑病。舞蹈样运动可见于风湿性脑血管炎。

五、昏迷的急救原则

昏迷作为严重的意识障碍，不论病因如何，通常代表病情危重，可致命并使原发病加重。治疗原则：尽力维持生命体征；进行周密的检查，确定昏迷的病因；避免内脏及脑部的进一步损害；尽快送往上级医院进一步治疗。

急救原则：先救命，后辨病。

紧急处理：清理呼吸道，保持呼吸道通畅，防止患者因呕吐导致窒息；吸氧，低流量吸氧对中毒性昏迷、颅内疾病导致的昏迷等都是有益的；低血糖昏迷应该立即口服糖水、葡萄糖或饮料等；高温中暑等导致的昏迷应该立即降温，把患者搬运到凉爽通风的地方，解开患者衣物，立即用冰袋降温，也可用凉毛巾擦拭全身。

第四节　咯　血

一、定义

咯血是指声门以下呼吸道或肺组织出血，经口咯出。大咯血指一次咯血量超过 200mL，或 24 小时内咯血超出 400mL，或 48 小时内咯血超出 600mL，或持续咯血而需输液以维持血容量。咯血可引起气道阻塞，导致窒息。急性（致死性）大咯血是指急剧从口鼻喷射出大量鲜血，出血量在 2000mL 以上者。短时间内咯血 300 ～ 400mL 者，血压和脉搏可无改变；咯血量增至 700 ～ 800mL 时，血压和脉搏可有轻度改变；如一次咯血量达 1500 ～ 2000mL 或更多，即可发生休克。

二、病因

引起咯血的疾病并非只局限于呼吸系统疾病。常见病因如下。

1. 呼吸系统疾病：如肺结核、支气管扩张、支气管炎、肺脓肿、肺癌、肺炎、肺吸虫病、肺阿米巴病、肺孢子虫病、肺真菌病、支气管结石、肺部转移性肿瘤、肺腺瘤、硅肺等。这些炎症导致支气管黏膜或病灶毛细血管渗透性增高，或黏膜下血管溃破，从而引起出血。

2. 循环系统疾病：常见的有风湿性心脏病二尖瓣狭窄、高血压性心脏病、肺动脉高压、主动脉瘤、肺梗死及肺动静脉瘘等。

3. 外伤：胸部外伤、挫伤、肋骨骨折、枪伤、爆炸伤，医疗操作（如胸腔或肺穿刺、活检、支气管镜检查等）偶可引起咯血。

4. 全身出血倾向性疾病：常见的如白血病、血友病、再生障碍性贫血、肺出血型钩端螺旋体病、流行性出血热、肺型鼠疫、血小板减少性紫癜、弥散性血管内凝血、慢性肾功能衰竭、尿毒症等。

5. 其他较少见的疾病或异常情况如替代性月经（不从阴道出血）、氧中毒、肺出血肾炎综合征、鼻窦炎、内脏异位综合征等。

三、临床表现

1. 咯血先兆：约 60% 大咯血出现前 2 分钟至 24 小时，可先有出血侧胸内发热感、喉痒、胸部或喉部有痰鸣声、心悸、头晕等。

2. 发热：短期低度发热多为组织内血液吸收产生的吸收热；持续中度以上的发热，应考虑咯血引起原发病变恶化，如结核病变的播散或合并其他感染。

3. 呼吸困难：大咯血或咳嗽反射机制减弱的老年人，即使少、中等量咯血，也能并发急性大叶或全叶肺不张，引起不同程度的呼吸困难。

4. 贫血：长期少量或短期大量咯血，均可引起不同程度的贫血。

5. 动脉瘤破裂或动脉破裂，由于出血迅猛、时间短，机体来不及代偿，血容量迅速下降，此时患者可有恐惧、紧张、窒息时缺氧等，均可导致失血性休克。

6.窒息：肺部病变广泛、肺功能差、年老、衰弱、咳嗽无力的患者，大咯血时容易合并窒息。

四、诊断

诊断应根据咯血的严重程度、出血量和出血速度，按轻、重、缓、急尽快做出病因和出血部位的判定。对于大咯血者，则应在简单询问病史、体检后，做出初步诊断，首先进行抢救和对症治疗，然后视病情和需要做进一步检查，以明确病因。

1.咯血为初次或多次：如为多次，应注意此次咯血与以往有无不同。青壮年咳嗽咯血伴有低热者应考虑肺结核。中年以上的人，尤其是男性吸烟者，应注意肺癌的可能性，需细致询问和观察咯血量、色泽，是否有痰；询问个人史时须注意结核病接触史、吸烟史、月经史、职业性粉尘接触史、生食螃蟹史等。

2.患者呈慢性病容、消瘦，应考虑消耗性疾病，如肺结核、肺癌和慢性肺脓肿等；支气管扩张症、慢性肺脓肿、发绀型先天性心脏病、感染性心内膜炎所致者，可有杵状指（趾）；有黏膜和皮下出血、鼻出血、牙龈出血等全身出血倾向者，应注意血液病；急性热病病容，肌肉酸痛伴皮肤、黏膜等出血者，结合流行病学特征应考虑钩端螺旋体病和流行性出血热；中老年患者扪及锁骨上淋巴结肿大，要注意肺癌或肿瘤肺转移；心脏扩大，伴心律失常、心脏杂音者，应考虑心源性咯血；肺部局限性哮鸣音持续存在，应考虑支气管狭窄、阻塞，应排除支气管肺癌。咯血伴胸痛者，多见于肺梗死、肺炎链球菌性肺炎；咯血伴呛咳者，多见于支气管肺癌，伴血痰见于肺脓肿；大量咯血者多见于空洞型肺结核、支气管扩张动脉瘤破裂等。

五、鉴别诊断

（一）咯血的鉴别诊断

1.与口、鼻腔出血鉴别：血均可从口中吐出，呈鲜红色，经口、鼻、咽部检查可发现鼻中隔前下方有出血灶；鼻后孔出血者，血可沿咽后壁下流即可诊断。

2.与呕血（上消化道出血）相鉴别：与咯血的鉴别有时较难，需仔细区别（表4–3）。

表4–3 咯血与呕血鉴别

	咯血	呕血
原发病	各种呼吸道疾病	各种消化道疾病
前驱症状	胸闷、喉痒、咳嗽等	上腹部不适，恶心、呕吐等
血液性质	色鲜红呈泡沫状，伴痰液，呈碱性	色暗红，有血块、食物残渣，呈酸性
病情演变	血痰持续数天，少见黑便	常见黑便，便血

（二）常见咯血疾病鉴别

1.感染性疾病：肺结核、支气管扩张、肺炎、肺脓肿、慢性支气管炎、肺真菌病、肺出血型钩端螺旋体病、肺梅毒病、流行性出血热、肺阿米巴病、肺包虫囊肿。

2.支气管、肺肿瘤及其他恶性肿瘤。

3. 肺血管疾病：肺梗死、肺动静脉瘘、尘肺病、肺囊肿。

4. 心血管疾病：风湿性心脏病二尖瓣狭窄、肺动脉高压、慢性心功能不全、主动脉动脉瘤破裂、心血管药物所致咯血。

六、急救处置

患者出现咯血，应立即送医及时诊治，主要处理措施如下。

1. 大咯血对人体的影响除咯血的量和出血的速度之外，还与患者的一般状况有关，久病体弱者即使出血小于 300mL 也可能是致命性的。

2. 大咯血造成的直接危险主要是窒息和失血性休克，间接危险是继发肺部感染或血块堵塞支气管引起肺不张，如为肺结核患者还可通过血行播散。

3. 体位：保持镇静，不要惊慌。令患者取卧位，头偏向一侧，鼓励患者轻轻将血液咯出，以避免血液滞留于呼吸道内。如已知病灶部位，则应取患侧卧位，以避免血液流入健侧肺内。出血部位不明时，则使患者取平卧位，头偏向一侧，防止窒息。

4. 镇静：避免精神紧张，给予精神安慰，必要时可给予镇静药。

5. 镇咳：咳嗽剧烈的大咯血患者，可适量给予镇咳药，但一定要慎重。禁用强力的镇静止咳药，以免过度抑制咳嗽中枢，使血液堵塞气道，引起窒息。

6. 密切观察患者的咯血量、呼吸、脉搏等情况，防止休克的发生。

7.勿用力排便，防止用力大便而加重咯血。

8.保持呼吸道通畅。如患者感到胸闷、气短、喘憋，要帮助患者清除口鼻分泌物，保持室内空气流通，有条件时给予吸氧。

9.患者取侧卧位，禁止拍背，适当镇咳，防止误吸、窒息。

第五节　呕　血

一、定义

呕血指上消化道出血，即十二指肠悬韧带以上部位的消化道因各种病因发生出血，范围包括食管、胃、十二指肠、胆道及胰腺。呕血一般伴有黑便，而黑便不一定伴有呕血。如果出血量不大，而且血在胃内存留的时间较久，可在胃酸的作用下使血红蛋白变为正铁血红蛋白而呈咖啡样，故可呕出褐色或深褐色咖啡样物。上消化道出血经过肠道时，若停留时间过久，经过肠道中细菌的作用，变成硫化铁。因硫化铁可刺激肠黏膜分泌黏液，使其表面发亮而呈柏油样，故称为柏油样便。如果出血量大，在胃肠道内停留的时间短暂，红细胞就不能完全被破坏，可排出暗红色血便，酷似下消化道出血。

消化道出血量在 $5 \sim 10$ mL，粪隐血试验即可呈阳性。出血量在 $50 \sim 100$ mL，即可出现黑便。胃内积血量在 $250 \sim 300$ mL，即可引起呕血。

二、病因

呕血的病因非常多，最常见的是消化系统疾病。

（一）消化系统疾病

1. 食管疾病：如反流性食管炎、食管憩室炎、食管癌、食管异物、食管贲门黏膜撕裂综合征（Mallory–Weiss 综合征）、食管损伤等。门静脉高压所致的食管静脉曲张破裂及食管异物戳穿主动脉均可造成大呕血，并危及生命。

2. 胃及十二指肠疾病：最常见的是消化性溃疡，包括胃溃疡、十二指肠溃疡，其次为急性糜烂出血性胃炎、胃癌、胃泌素瘤，少见的有平滑肌瘤、平滑肌肉瘤、淋巴瘤、息肉、胃黏膜脱垂、急性胃扩张、胃扭转、憩室炎、结核、克罗恩病等。

3. 门静脉高压引起的食管胃底静脉曲张破裂或门静脉高压性胃病出血。

（二）上消化道邻近器官或组织的疾病

如胆道结石、胆道蛔虫、胆囊癌、胆管癌及壶腹癌出血等，均可使大量血液流入十二指肠导致呕血；此外，还有急 / 慢性胰腺炎，胰腺癌合并胰腺脓肿破溃，主动脉瘤破入食管、胃、十二指肠，纵隔肿瘤破入食管等。

（三）全身性疾病

1. 血液系统疾病：血小板减少性紫癜、过敏性紫癜、白血病、血友病、霍奇金病、遗传性毛细血管扩张症、弥散性血管内凝血及其他凝血机制障碍（如抗凝药使用过量）等。

2. 感染性疾病：流行性出血热、钩端螺旋体病、登革热、急性重型肝炎、败血症等。

3. 结缔组织病：系统性红斑狼疮、皮肌炎、结节性多动脉炎累及上消化道等。

4. 其他：尿毒症、肺心病、呼吸衰竭等。

综上所述，呕血的病因甚多，但以消化性溃疡最为常见，其次为肝硬化所致食管或胃底静脉曲张破裂，再次为急性糜烂性出血性胃炎和胃癌。因此考虑呕血病因时，应首先考虑上述疾病。病因未明时，也应考虑一些少见疾病。

三、诊断思路

（一）上消化道出血的确定

1. 呕血应与咯血相鉴别： 呕血还应和鼻出血、拔牙和扁桃体切除术后吞下血液相鉴别。

2. 失血性周围循环衰竭： 急性周围循环衰竭是急性失血的后果，其程度的轻重与出血量及失血速度有关。

（二）出血的病因诊断

既往病史、症状与体征可为呕血的病因提供重要线索，但确定出血的原因与部位须靠辅助检查。呕血伴随下列症状，有提示诊断的意义。

1. 伴黄疸者，可见于肝硬化、出血性胆管炎、钩端螺旋体病、重型肝炎、壶腹癌等。

2. 伴蜘蛛痣、肝掌、腹壁静脉怒张者，提示肝硬化食管或胃底静脉曲张破裂出血。

3. 伴皮肤黏膜血管瘤或毛细血管扩张者，提示可能为上消化道血管瘤或遗传性出血性毛细血管扩张症。

4. 伴皮肤黏膜出血者，需注意血液病、败血症、钩端螺旋体病、重型肝炎、尿毒症等。

5. 伴左锁骨上窝淋巴结肿大者，需考虑胃癌与胰腺癌。

6. 伴寒战高热者，应注意急性胆管炎、钩端螺旋体病、败血症等。

7. 在休克、脑血管意外、大面积烧伤、败血症、颅脑外伤等之后发生呕血，应考虑应激性溃疡。

四、急救处理

呕血的治疗较为紧急，治疗根据呕血量大小、基础疾病而有所不同，最主要的是迅速评估血流动力学状态，维持有效循环血容量，确定病因，止血，预防出血复发。

1. 一般救治：须卧床休息，保持安静；严密观察血压、脉搏、出血量和尿量，建立静脉通路；呕血者禁食，24 小时后未再呕血者可进食清淡流食，但宜凉或冷食，仅有黑便者可不禁食，但宜进流食。

2. 保持呼吸道通畅：防止误吸，必要时给予吸氧。

3. 积极补充血容量：应及时补充血容量，视病情给予输液、输血，应保持血红蛋白不低于 90 ～ 100g/L。

4. 止血抑酸：根据病因、病情，可选用去甲肾上腺素、垂体后叶激素、西咪替丁、雷尼替丁、奥美拉唑、凝血酶等。

第六节　呼吸困难

一、概念

呼吸困难是指患者主观感觉空气不足或呼吸费力，客观表现为呼吸用力、呼吸急促，患者的呼吸频率、深度和节律改变，严重者可有张口呼吸、端坐呼吸，甚至发绀等。呼吸困难既是症状，又是体征。患者在表述症状时可能会使用多种不同的词语，如胸闷、喘息、气短、气促、气急、憋气、气不够用、胸部紧缩感、呼吸费力、呼吸压迫感、窒息感等。

二、病因

呼吸困难的病因繁多，全身多系统疾病均可导致呼吸困难，以心肺疾病更为多见。

（一）呼吸系统疾病

1. 上呼吸道阻塞：食物或异物吸入、会厌炎、声门水肿、声带麻痹、肿物阻塞或压迫、气道烧伤等。

2. 下呼吸道阻塞：支气管哮喘、慢性阻塞性肺疾病、细支气管炎、肿瘤或异物、分泌物阻塞支气管，肺囊性纤维化等。

3. 胸膜或肺部疾病：气胸、胸腔积液、肺炎、肺纤维化、肺不张、尘肺、肺肿瘤等。

4. 肺血管疾病：肺动脉栓塞、原发性肺动脉高压、肺动静脉畸形等。

（二）心血管系统疾病

心血管系统疾病包括心力衰竭、急性冠脉综合征、心肌病、先天性心脏病、心脏瓣膜疾病、心包积液、缩窄性心包炎、主动脉夹层破裂、休克等。

（三）神经肌肉疾病

神经肌肉疾病包括脑血管疾病、重症肌无力、格林－巴利综合征、多发性肌炎、膈肌麻痹、多发性硬化、侧索硬化型肌萎缩等。

（四）代谢性疾病

代谢性疾病包括糖尿病酮症酸中毒、甲亢危象、代谢性酸中毒、电解质紊乱、肥胖、尿毒症、卟啉病等。

（五）腹部疾病

腹部疾病包括大量腹腔积液、弥漫性腹膜炎、气腹、化脓性梗阻性胆管炎、肠梗阻、膈疝、重症胰腺炎、肝肺综合征等。

（六）中毒

中毒常见有机磷农药中毒、一氧化碳中毒、化学刺激物吸入、氰化物中毒、亚硝酸盐中毒、其他毒物及药物中毒等。

（七）创伤

创伤常见颅脑创伤、颈（胸）髓损伤、气道损伤或压迫、创伤性气胸（气腹）、胸膜腔积血、肋骨骨折、气道损伤、膈肌破裂、心脏外伤（心脏压塞、心肌损伤）等。

（八）过度通气

过度通气常出现在惊恐、癔症、焦虑、抑郁等状态。

（九）其他

其他疾病包括高热、脓毒症、贫血、妊娠、破伤风、狂犬病、变态反应等。

三、诊断要点

（一）病史

迅速了解既往病史及发作史，帮助寻找病因。

（二）临床表现

1.急性发作的呼吸困难常见于哮喘急性发作、心功能不全、急性冠脉综合征、气道梗阻、过敏反应、急性胸膜炎、肺炎、中毒等。

2.突发呼吸困难（或伴胸痛）常见于气胸、急性心肌梗死、肺栓塞、主动脉夹层破裂、创伤等。

3.呼气性呼吸困难常见于支气管哮喘、慢性阻塞性肺疾病、变态反应等。

4.对吸气性呼吸困难，特别是伴有"三凹征"的患者，应考虑上气道梗阻，如气道异物、分泌物阻塞、外伤致上气道损伤、喉水肿、声带麻痹、肿瘤阻塞或压迫等。

5.与体位有关的呼吸困难：端坐呼吸常见于左心衰竭，也可见于慢性阻塞性肺疾病、神经肌肉疾病；夜间阵发性呼吸困难常为左心功能不全的早期表现，也可见于慢性阻塞性肺疾病；侧卧位呼吸困难可见于一侧肺及胸膜疾病，如一侧肺大面积实变或不张、胸腔积液、气胸等。

6.呼吸困难伴咳嗽、咳痰、发热见于肺部感染性疾病，结合流行病学须与严重急性呼吸综合征、高致病性禽流感等鉴别。

7.呼吸困难伴颈静脉怒张见于右心衰竭、心脏压塞、上腔静脉梗阻等。

8.库斯莫尔呼吸见于代谢性酸中毒，如尿毒症代谢性酸中毒、糖尿病酮症酸中毒、中毒缺氧致代谢性酸中毒等。

9.潮式呼吸常见于呼吸中枢抑制，如脑梗死、颅内出血、药物中毒等。

10.外伤患者出现呼吸困难时，须排除血胸、气胸、肺挫裂伤、心脏压塞、心脏损伤等。

四、急救处理

1. 吸氧。

2. 采取合适体位：左心衰、慢性阻塞性肺疾病患者采取半卧位；休克、贫血、急性心肌梗死、脑卒中等患者取平卧位。

3. 维持气道通畅：保持气道开放，帮助排痰，必要时放置口咽通气道或人工气道并给予呼吸支持，呕吐患者防止窒息。

4. 监护：监护患者血氧饱和度及呼吸、血压、心电等。推荐开展呼气末二氧化碳监测，以及血糖、酮体、动脉血气分析等检查。

5. 开放静脉通道，补充电解质、血容量。

6. 病因治疗：根据患者情况给予相应治疗，如气道异物致呼吸困难严重或伴缺氧、意识改变患者须及时帮助排出异物。儿童及成人可应用海姆立克腹部冲击法帮助患者排出异物；张力性气胸患者可行紧急排气治疗。

第七节　鼻出血

一、概念

鼻出血是临床常见症状之一。儿童和青少年的鼻出血部位多数在鼻中隔前下部的易出血区（即利特尔动脉丛或克氏静脉丛）；中、老年患者的鼻出血部位多发生在鼻腔后段鼻 – 鼻咽静脉丛（吴氏鼻 – 鼻咽静脉丛）。

二、病因

病因包括局部病因和全身病因。

1. 局部病因

（1）鼻外伤或医源性损伤：包括挖鼻、用力擤涕等外力均可致鼻黏膜损伤出血；鼻骨、鼻中隔或鼻窦骨折及鼻窦气压骤变等损伤黏膜或血管，鼻腔鼻窦手术等损伤血管导致出血。

（2）鼻腔异物：常见于儿童，多为一侧鼻腔出血或流血性涕。

（3）鼻腔及鼻窦炎症：各种炎症都可使鼻腔鼻窦的局部黏膜发生改变而出血。

（4）肿瘤：鼻腔、鼻窦及鼻咽部肿瘤溃烂出血经鼻流出，如鼻腔血管瘤、鼻咽纤维血管瘤、鼻咽癌等均可表现为鼻出血的症状。

（5）其他：鼻中隔疾病（如鼻中隔偏曲、鼻中隔糜烂等）易导致出血。

2. 全身病因：凡能引起血压增高、凝血功能障碍或血管张力改变的全身性疾病均可引发鼻出血。

（1）心血管疾病：高血压、血管硬化或充血性心力衰竭等。

（2）血液病：血友病、急性白血病、再生障碍性贫血等。

（3）某些急性传染病：流感、肾综合征出血热、麻疹等。

（4）肝、肾等慢性疾病和风湿热：肝功能损害致凝血障碍，尿毒症可致小血管异常，风湿热患儿常有鼻出血症状。

（5）中毒：磷、汞、砷、苯等可破坏造血系统，长期服用水杨酸类药物可致血液内凝血酶原减少。

（6）其他：遗传性出血性毛细血管扩张症、内分泌功能失调等。

三、临床表现

临床表现主要为鼻腔出血，可以单侧出血，亦可双侧出血；可表现为间歇性反复出血，亦可为持续性出血；出血量多少不一，轻者仅涕中带血或倒吸血涕，重者出血量可达 100mL以上，甚至危及生命。

四、急救原则

治疗原则：长期、反复、少量出血者应积极寻找病因；大量出血者需先立即止血，再查找病因。大量出血者常情绪紧张、恐惧，因此医生应沉着冷静，安慰患者及其家属。在进行局部处理前要注意全身情况，防止休克，仔细检查鼻腔，并选择适宜的止血方法达到止血的目的。

1.一般处理

（1）患者取坐位或半卧位，用语言安慰患者，必要时给予镇静剂，并嘱患者勿将血液咽下，以免恶心呕吐。

（2）有休克症状的患者，则先按休克处理，选平卧低头位，及时吸氧，进行静脉输液，必要时输血。

2.局部处理：根据出血情况和出血部位，选用合适方法进行止血。

（1）简易止血法：多数患者出血部位在鼻中隔前下部（易出血区），且一般出血量较少。嘱患者用手指捏紧两侧鼻翼

10～15分钟，同时冷敷前额和后颈，使血管收缩减少出血。

（2）烧灼法：适用于反复小量且有明确出血点者。传统的烧灼方法是用化学药物或电灼，近年来采用激光、射频或微波烧灼。

（3）填塞法：适用于出血较剧、渗血面较大或出血部位不明者。可用鼻腔可吸收性材料填塞、鼻腔纱条填塞、后鼻孔填塞和鼻腔或鼻咽部气囊或水囊压迫。

（4）血管结扎法或血管栓塞法：对严重出血者采用此法。

3. 全身处理：鼻出血的治疗及处理不仅仅是只针对鼻腔出血，对于鼻腔、鼻窦有复杂病变或因全身疾病引起的鼻出血，以及出血量较大者应视病情采取必要的全身治疗。

五、转诊

1. 出血量大、渗血面广或出血部位不明者，应用各种填塞方法无效，须转上级医院进一步止血。

2. 出血量不大，但是疑为肿瘤、异物或其他原因导致鼻出血，需要治疗原发疾病者须转诊。

第八节　呕吐与腹泻

一、概念

呕吐是消化系统常见症状，但也可见于其他非消化系统疾病。呕吐前期常伴恶心，机体感觉出冷汗、皮肤苍白、唾液分泌增加等。发生呕吐时胃内容物或部分肠内容物通过胃肠道逆蠕动后经口排出，常伴强烈的腹肌收缩。通过呕吐可将有害物排出，有一定的保护作用，但是持续而严重的呕吐则会引起水电解质及酸碱平衡紊乱，甚至导致贲门黏膜撕裂等严重后果。

腹泻是指排便频率增加，数量增多，或带有黏液、脓血及未消化食物，这是肠黏膜吸收障碍与炎症分泌物增加，肠蠕动过速所致。

二、病因

引起呕吐的病因很多，除了消化系统的急性胃肠道感染、消化道梗阻、消化性溃疡等常见疾病外，也可见于急性心肌梗死等循环系统疾病、糖尿病酮症酸中毒等内分泌代谢紊乱性疾病，以及神经系统病变导致的颅内压升高或其他精神因素、中毒等。

急诊中引起腹泻的最常见病因是感染，细菌、病毒、原虫、寄生虫等都可以引起腹泻。其他原因还包括中毒、内分泌疾病、变态反应性肠病、药物的不良反应等。

三、临床表现

呕吐的特点有助于判断病因，问诊时需详细询问。

1. 发生的时间和次数，如餐后、清晨空腹时均对应不同疾病。

2. 呕吐物性状，如咖啡渣样液体可能为上消化道出血、有蒜臭味可能为有机磷农药中毒、含隔餐食物及酸酵臭味的可能为幽门梗阻、含有胆汁而又有粪臭者可能为小肠梗阻等。

3. 伴随症状是非常重要的诊断线索。伴腹泻可能为急性胃肠炎；伴剧烈腹痛需警惕外科急腹症的可能；伴眩晕应考虑高血压脑病、梅尼埃病、椎基底动脉供血不足；伴头痛要考虑脑部病变；伴腰部或下腹部疼痛并向会阴及大腿内侧放射时可能为泌尿系统结石等。女性患者如伴有停经史应考虑早孕可能。

　　腹泻的相关情况是问诊的重点。

　　1. 起病情况：如有无不洁饮食、高脂饮食等病史，有无情绪紧张、焦虑等诱因，是否去过某些流行病疫区或接触过传染病患者，有无用药史。

　　2. 腹泻的次数、排便数量和性状：大便次数较少、量大而稀薄的多为分泌性腹泻，病变部位在小肠；次数频繁、量少、伴有黏液脓血的，病变多在大肠。

　　3. 伴随症状可进一步帮助诊断，如有无发热、腹痛、里急后重等。

　　体格检查重点放在腹部体征，如考虑某些病因时应注意相应神经系统及头部器官的检查。

四、实验室和辅助检查

　　呕吐患者的实验室检查，常选择三大常规、电解质、肝肾功能、血尿淀粉酶、胆红素等针对常见病因中的炎症、梗阻、代谢紊乱的检查。影像学方面最常选用 X 线片、CT、B 超等。心电图可排除部分心脏疾病导致的呕吐。必要时可行造影、内镜、腹腔穿刺、腰椎穿刺等检查。处于生育年龄的女性患者需做尿妊娠试验。

　　腹泻患者最基本的检查是大便常规和隐血试验，通过外观可见粪便性状，是否带黏液脓血，通过显微镜检查可发现红细胞、白细胞及脓细胞。大便培养及药敏试验有助于查找病原体和敏感的治疗药物。血常规可了解患者基本情况及感染情况。腹泻严重患者需检查血电解质。其他辅助检查根据不同诊断和鉴别诊断的目的来选择。

五、诊断与鉴别诊断

针对呕吐患者进行详细的病史询问和正规的体格检查将给诊断提供线索和方向，诊断时从常见病、多发病开始考虑。配合血常规、尿常规、粪便常规、血生化等实验室检查及影像学检查，通常能诊断急性胃肠炎、急性肝炎等消化道疾病，急性肾盂肾炎、尿路结石等泌尿系统疾病及各种代谢紊乱等疾病。如考虑为循环系统、神经系统等原因，需要进行相关检查。急性腹泻的原因有细菌性食物中毒、细菌感染性腹泻及其他微生物感染性腹泻，应注意鉴别。

六、治疗原则

1.呕吐的治疗：针对不同的病因采取相应的治疗，例如抗炎、胃肠减压、降低颅内压等，并选择合适的止吐药物。

2.腹泻的治疗：失液量不大时，可给予口服补液盐。当腹泻导致体液不足时，应根据血压、脉搏、大小便的量进行补液及补充电解质。如考虑系感染所致，可选用抗生素。

七、转诊

1.若因呕吐、腹泻导致脱水、血压过低等患者，建议转诊至上级医院进一步治疗。

2.当发现心肌梗死，呕吐物中混有血液、胆汁、粪便，呕吐导致气道阻塞等较严重情况时，建议转诊至上级医院继续诊治。

3.急性腹泻患者大多预后良好，但是腹泻量大时会导致体液大量丢失，电解质及酸碱平衡紊乱，需要严密监测，必要时转诊。

常见症状院外急救流程见图 4-1。

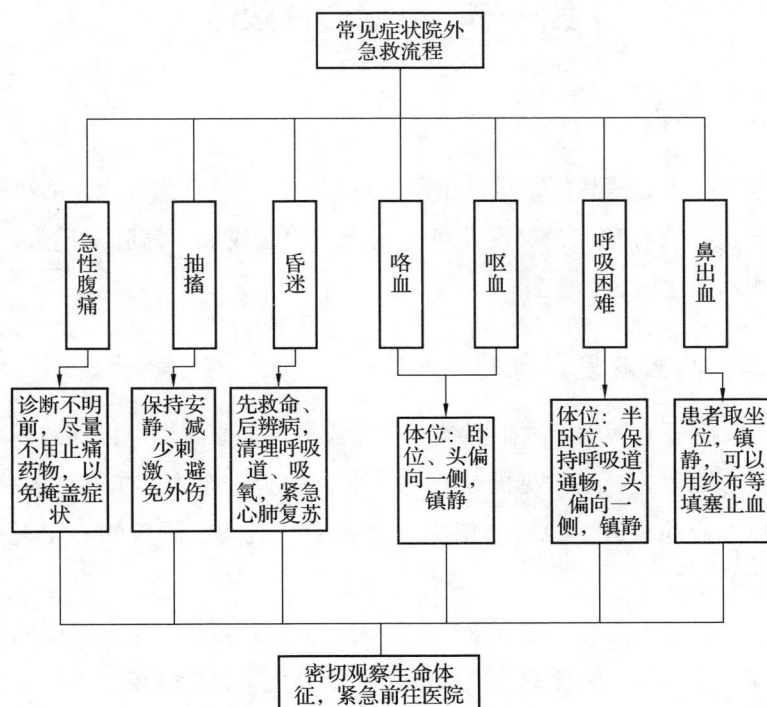

图 4-1 常见症状院外急救流程图

第五章　婴幼儿、儿童常见急救

第一节　呼吸心搏骤停

一、概念

呼吸心搏骤停是危及生命的危重急症，表现为呼吸、心跳停止，没有意识，突发面色青紫或苍白，或抽搐，脉搏消失，测不出血压。

二、病因及发病机制

呼吸心搏骤停发生于各个年龄段。多种原因均可以导致呼吸心跳停止，最常见的是心脏本身疾病所引起的，如冠心病、急性心肌梗死、急性心肌炎、扩张型心肌病、严重的心律失常等。

引起小儿心跳呼吸骤停的原因甚多，如新生儿窒息、婴儿猝死综合征、喉痉挛、喉梗阻、气管异物、胃食管反流、严重肺炎及呼吸衰竭、药物、严重心律失常、中毒、代谢性疾病、心肌炎、心肌病、心力衰竭、心血管介入治疗操作、各种意外损伤等，如电击伤、严重创伤、溺水、窒息及中毒等均可导致呼吸心跳停止，危及生命。

三、呼吸心搏骤停的临床特点

（一）临床表现

呼吸心搏骤停是严重危及生命的急症，一些容易被忽略的早期症状的识别非常重要。这些早期症状的识别和恰当的处理可能挽救一条生命。

一般来说，如果是心脏本身病变所致的呼吸心搏骤停，如急性心肌梗死等，最常见的症状为心绞痛，表现为心前区（左侧乳头附近）的疼痛，并且这种疼痛向左侧肩颈、左侧胳膊放射。疼痛性质为绞榨样或压迫样疼痛，或有紧缩感、烧灼样疼痛，常伴有烦躁不安、出汗、恐惧，难以忍受，有濒死感。值得注意的是，有时该病的疼痛部位并不只局限于心前区，疼痛有时在上腹部或剑突处，或伴有恶心、呕吐、胸闷憋气、上肢麻木、头晕、心慌、气急、烦躁等。如出现上述症状，表示心脏本身存在病变，有发生呼吸心搏骤停的可能。

发生在婴幼儿及儿童则多见于意外情况所致呼吸心搏骤停，可能表现为皮肤青紫、皮肤表面有花纹、苍白、四肢发凉，尿少，心跳增快，神志不清，大汗淋漓，烦躁不安等。如出现上述症状，提示病情危重。

（二）呼吸心搏骤停的诊断

本病诊断主要分三步。

1. 判断患者意识有无。具体方法是呼叫患者、轻拍患者肩部判断意识的有无。

2.大动脉搏动有无搏动。具体方法是将食指和中指指尖触及患者气管正中部（相当于喉结的部位），向同侧下方滑动2～3cm，来判断是否有颈动脉搏动，判断时间应小于10秒。

3.观察有无呼吸。具体方法：首先看胸部有无起伏，其次看面部是否有气流流出，最后听有无呼吸的声音。无反应表示呼吸停止。

（三）鉴别诊断

突然发生的不省人事可能只是失去意识，不一定是呼吸心搏骤停。婴幼儿、儿童不省人事的常见原因如下。

1.癫痫发作（俗称抽风、羊角风、羊痫风）：表现为突发意识丧失，摔倒在地，双眼上翻，四肢抽搐，口吐白沫，大小便失禁，可能合并摔伤及咬伤舌头，一般发作后逐渐缓解，但也有持续发作的情况。

2.晕厥：突发晕厥也可以出现不省人事的情况，常有悲哀、恐惧、焦虑、晕针、见血、创伤、剧痛、闷热、疲劳等刺激因素，排尿、排便、咳嗽、失血、脱水也可为诱因。表现为突然不省人事、摔倒、面色苍白、四肢发凉，但不会出现抽搐、舌咬破和尿失禁。

3.其他：如低血容量性休克、神经源性休克等。可以表现为昏迷，皮肤苍白，血压测不出。总而言之，不省人事只表现为意识丧失，而呼吸、心跳仍保留。

不省人事原因复杂，一旦出现，必须到医院就诊查清不省人事的原因，以免延误病情。

四、呼吸心搏骤停的抢救

由于呼吸心搏骤停后早期抢救非常重要，必须抓紧时间进行以下心肺复苏术现场抢救，同时进行 120 呼救，转入医院抢救。现场急救步骤如下。

（一）大声呼救

如确认患者为呼吸心搏骤停，应立即大声呼救，让身边的人来帮忙并拨打"120"急救电话。

（二）确保现场环境安全

在发现患者后应先检查现场是否安全。若安全，可当场进行急救；若不安全，须将伤员转移后进行急救，如地震等自然灾害时应注意余震、房屋倒塌等意外。

（三）心肺复苏

婴儿和儿童进行心肺复苏应从胸外按压而不是人工呼吸开始（C–A–B 而不是 A–B–C）。心肺复苏应从 30 次按压（单人施救者）或 15 次按压（由两名医务人员为婴儿和儿童进行复苏）开始，而不是从 2 次通气开始。

尽管支持性证据的数量和质量都有限，但保持以 C–A–B 代替 A–B–C 开始心肺复苏，可能是合理的。目前仍存在不确定性，需要具体研究来检验儿童心肺复苏的最佳程序。

1. 人工循环（circulation, C）：胸外心脏按压（extrathoracic cardiac massage, ETCM）

（1）胸外心脏按压部位：心脏位于胸椎与胸骨间中下 1/3 处。胸外心脏按压，即向脊柱方向挤压胸骨，使心脏内血液被动排出。多年的临床经验表明，胸外心脏按压是最简便易行的复苏措施。儿童，尤其是婴幼儿、新生儿，胸廓组织较薄，弹性大，按压时易改变其前后径，只要方法正确，有效的胸外心脏按压可使心排血量达到正常值的30%～40%；而脑组织只需正常供血量的15%，即能避免永久性损害。按压时不宜中断，如因气管插管、转运患儿等必须暂停时，也不得超过10秒。

（2）施行胸外心脏按压的方法：使患儿仰卧于硬板上，以保证按压效果。对年长儿用双掌法。施救者将手掌重叠置于患儿胸骨中下1/3交界处，亦可置于乳头连线下方1cm。术者肘关节伸直，凭借体重、肩臂之力垂直向患儿脊柱方向挤压，使胸骨下陷约5cm。下压与放松时间相等，挤压时手指不可触及胸壁，避免压力传至肋骨引起骨折。放松时手掌不应离开患儿胸骨，以免按压点移位。注意用力不可过猛，否则，可能造成肺、肝损伤。

施救者提供胸部按压的按压深度应至少为儿童患者［婴儿（小于1岁）至青春期开始的儿童］胸部前后径的1/3（图5-1）。这大约相当于婴儿4cm，儿童5cm。一旦儿童进入了青春期（即青少年），即应采用成人的建议按压深度，即至少5cm，但不超过6cm。

进行心脏按压时不宜使用呼吸机，儿科患者不需加用休克裤或腹部加压带，婴儿的肝脏较大，腹部按压容易损伤肝脏。

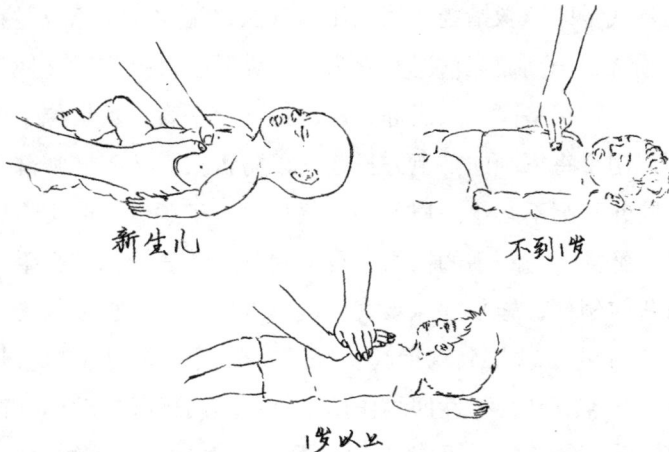

新生儿　　　不到1岁

1岁以上

图 5-1　婴幼儿心肺复苏

2. 通畅呼吸道（airway，A）： 呼吸道梗阻是小儿呼吸心搏停止的重要原因。同时，呼吸道不畅又影响复苏效果。施行人工呼吸前须用手指或吸引法清除患儿口咽部分泌物、呕吐物及异物（如泥沙）。保持头呈后仰位，以使气道平直，为此可去掉枕头，伸展头颈部，并抬高下颌角使下颌骨上移，防止舌根后坠压迫咽后壁而阻塞气道。也可放置口腔通气道，使口咽部处于开放状态。小儿气管缺乏坚固软骨的支持；婴幼儿肌肉韧带亦较松弛，因此保持头后仰位时用力不应过猛，后仰过度则气管塌陷反可造成呼吸道阻塞，甚至引起颈椎脱位，也会压迫椎动脉及颈静脉而加重脑循环障碍。后鼻孔闭锁的新生儿。应放置口腔通气道后再转院治疗。

3. 人工呼吸（breathing，B）及人工呼吸器械

（1）口对口人工呼吸法：此方法最适宜于现场抢救。它是利用急救者的补呼气量（必要时还可利用肺活量）大幅度增加患儿潮气量的急救措施，属正压通气法，施救者在急救过程中尚可感觉、识别通气情况及呼吸道有无阻塞。操作时，使患儿平卧，肩背稍垫高，头后仰，以保持气道平直；术者位于患儿一侧，用手将下颌向前上方托起，以防舌根后坠阻塞咽部。如为小婴儿，则不必垫高肩颈部，仅将手置于颈后，使头略后仰即可。施救者另一手的拇指、食指捏紧患儿鼻孔，其余手指置于患儿前额部；施救者深吸气后，对准患儿口腔将吸入气体吹入，此时可见患儿上胸抬起。停止吹气后，立即放开患儿鼻孔，因胸廓及肺的弹性回缩作用，可自然出现呼气动作，排出肺内气体（图5-2）。重复上述步骤，儿童18～20次/分，婴儿30～40次/分。注意吹气应均匀，否则气道内气流会形成紊流，将增加进气阻力，影响气体分布，减少通气量；也不可

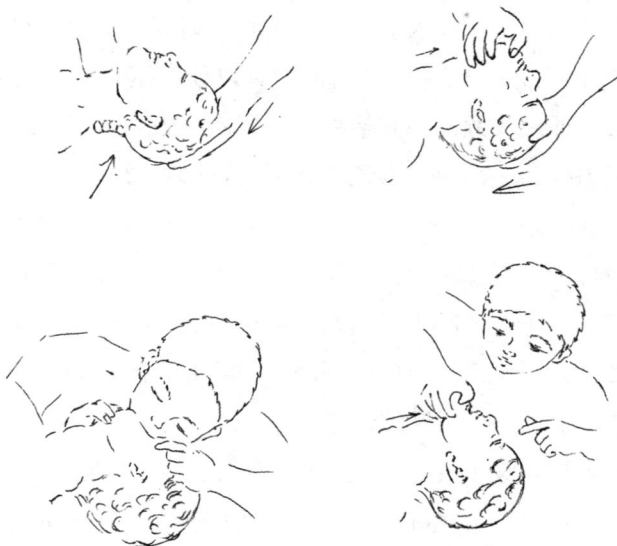

图5-2　人工呼吸气道开放

用力过猛，以免肺泡破裂。每次吹气时间约占一次呼吸周期的1/3。数次吹气后应缓慢挤压患儿上腹部1次，排出胃内积聚的空气。若患儿牙关紧闭，可用手捏住其口腔，采用口对鼻吹气。对于2个月以下的小婴儿，术者也可用嘴完全覆盖患儿的口鼻吹气。采用口对口人工呼吸法，即使方法正确，吸氧浓度也多小于18%，更难保证通气量恒定。时间过长，急救者可因过度换气而疲乏眩晕。故应尽快用复苏器、呼吸机等代替。

（2）复苏器人工呼吸法：复苏器构造简单，携带方便，通过挤压橡皮囊帮助患儿进行正压呼吸。插管与未插管患儿皆可使用。适于基层、现场抢救及呼吸机发生故障时应急之用。使用时操作者一手节律性地挤压（吸气）、放松（呼气）气囊；另一手固定口罩使与患儿面部呈密闭状并托举患儿下颌。压入气体时间不宜过短，需等于或大于呼吸周期的1/3，以使患儿肺泡充分扩张。挤压次数和力量视患儿年龄而异。入气量过少不能有效通气；入气量过多可致肺泡破裂。此外，过强的正压呼吸反而会抑制肺反射，不利患儿自主呼吸恢复。观察胸廓起伏及呼吸音强弱，可初步判断给气量是否适当。复苏器人工呼吸法的缺点为不能监测每分通气量；捏皮囊的压力不易控制；缺乏湿化装置；吸入氧浓度也不恒定，氧流量10L/min时，氧浓度一般为30%～40%，即使空气进口处加一延长管，亦很少超过60%。又需不断由人工操作，故不宜长期使用。

（3）气管内人工呼吸法：通过气管插管或行气管切开术施行，适用于需长期进行人工呼吸者。经口或经鼻插管成功后，若患儿无自主呼吸或自主呼吸微弱，不足以维持通气时，需用橡皮囊、复苏器或人工呼吸机施行加压人工呼吸。若患儿出现自主呼吸，进行辅助呼吸即可，如压力支持、间歇指令通气、持续气道正压给氧。注意酌情给氧、吸痰，直至呼吸平稳后拔管。

（4）人工呼吸常用器械：橡皮囊、复苏器、人工呼吸机。

4. 药物治疗（drugs，D）：为促使患儿自主呼吸与心搏恢复，在进行人工呼吸、人工循环的同时或 1 ～ 2 分钟后，即可应用复苏药物。必须强调药物治疗绝不能取代人工呼吸与心脏按压。

（1）给药途径

A. 静脉：为首选给药通道，上腔静脉系统有开放的静脉通道时，可立即静脉注射药物，以中心静脉最佳。

B. 气管：若已行气管插管或气管切开，亦可气管内给药。

C. 骨髓：近年骨髓通路给药受到重视，骨髓腔内充满海绵状静脉窦，经中央管滋养静脉等与血液循环相通，因此输入骨髓腔内的药物、液体可迅速进入全身循环。

D. 心内注射：不得已时，采用心内注射，因该方法必须停止胸外按压才能进行，影响复苏效果，且可能引起气胸，损伤冠状动脉，导致心脏压塞，药物注入心脏形成病理兴奋灶，易致心室颤动、心律失常等。心内注射进针最佳位置为剑突下与左肋弓夹角处，其次为胸骨左缘第 5 肋间或第 4 肋间。

（2）药物选择

A. 氧气：给氧在复苏中起关键作用，因此可视氧气为一种药物。

B. 肾上腺素：是目前复苏的首选药物。

C. 碳酸氢钠：一般于心跳呼吸停止时立即会出现酸中毒，

因而纠酸特别重要。

D. 阿托品。

E. 钙与钙通道阻滞药。

F. 利多卡因。

G. 甘露醇：由于脑缺血、缺氧导致脑水肿的可能性较大，复苏后多常规使用。用量每次 0.5 ～ 1g/kg。第 1 天 4 ～ 6 个小时用药 1 次，此后酌情给予。

H. 异丙肾上腺素：主要兴奋 β 肾上腺素受体，增加心肌收缩力，加快心率并加速房室传导。但因有增加心肌耗氧、易诱发快速心律失常、使血压降低等不利于冠状动脉灌注的不良反应，现已不作为复苏用药。

I. 呼吸兴奋剂：因缺氧造成呼吸中枢严重受损和抑制时，使用呼吸兴奋剂不但无效，反而增加耗氧，加重中枢神经的损害。呼吸道不畅时禁止使用呼吸兴奋剂。

J. 其他：血管活性药物多用于维持血压，其他药物如苯妥英钠、肾上腺皮质激素、利尿剂、镇静剂、能量合剂等均可酌情使用。

5. 心电图（ECG，E）：心电监护或反复心电图检查，对了解心脏骤停原因、心脏受累程度，以及指导治疗甚为重要。

6. 除颤（defibrillation，F）和临时心脏电起搏

（1）除颤：心室颤动婴幼儿少见，部分年长儿患病毒性心肌炎或特发性心肌病时，可突然发生。患儿心室颤动时若无严重缺氧、酸中毒，一般心搏可以恢复。其临床表现为心搏骤停，心电图或心电示波器上可见在基线上跳动的、不规则的细小波形。部分心室颤动患儿可通过心脏按压或药物除颤恢复，当无效时需电击除颤。电击除颤是用较高电压、弱电流短时间电击心脏，使心肌纤维同时发生除极作用，心脏于瞬间停搏，并迅即恢复窦性心律。其方法为将除颤器电极板之一置于胸骨右侧第2肋间，另一电极板置左腋中线第4肋间。电极板大小视年龄而异，婴儿及成人分别为直径4.5cm及8.0cm。电极板与皮肤接触处应涂导电膏或盐水。首次除颤可用2J/kg，如无效可依次增到4J/kg及6J/kg。通常婴儿用20～40J，儿童用70J，少年则以100J为宜。如仍不成功，除了应继续进行基础生命支持外，同时要对影响除颤成功的因素进行纠正，如不恰当的通气、氧合状态不良、酸碱失衡、操作不当等，然后进行第3次除颤。除颤成功恢复窦性节律后仍应积极纠正缺氧、酸碱失衡及抢救休克等。一旦心室颤动在短期内复发，加用利多卡因等药物治疗，而没有必要再次加大电除颤能量。除颤前先静脉注射肾上腺素可加强效果。并可加用利多卡因或托西溴苄铵，以提高心室颤动阈值，防止复发。

（2）临时心脏起搏器的放置：心脏起搏是用起搏器发放周期性脉冲电流刺激心脏，引起心脏搏动的一种技术。临时起搏器主要用于病毒性心肌炎，药物所致的严重传导阻滞和药物治疗无效，电击治疗有禁忌而又有血流动力学紊乱的快速心律失常。

7. 做好记录（good record keeping，G）： 良好的记录包括详细、准确记录患儿的临床表现（面色、脉搏、血压、心率、有无自主呼吸、瞳孔大小、肌张力、有无自主动作及尿量等）、实验室检查结果、呼吸心搏停止与恢复的时间、抢救措施及患儿对治疗的反应等。复苏效果的监测指标主要如下。

（1）呼气末 CO_2 分压。

（2）中心动、静脉压。

（3）经颅多普勒超声（TCD）结果。

8. 低温（hypothermia，H）： 低温状态下脑组织对缺氧的耐受性明显增加。体温低于 37℃ 时，每减低 1℃，脑组织代谢率减少 6.7%，颅内压降低 5.5%。研究证明，体温过低还可引起血液黏稠度增加、心排出量减少、诱发心律失常、白细胞减少、免疫力降低等不良反应。而且低温的程度亦不易控制。因此目前仅主张保持正常体温，或实行亚低温（34～36℃），尤其重视头部局部降温，可戴冰帽将头置于冰槽中，使头温降至32℃左右，重症患儿降温要持续 3～5 天，待出现听觉后即可复温。早产儿慎用低温治疗，因有发生皮下脂肪坏死和钙化的可能。

9. 停止复苏的指征： 经 30 分钟基础生命支持和进一步生命支持抢救措施后，心电监护仍显示等电位线，可考虑停止复苏术。部分患儿可较长时间存在缓慢心肌电活动，但无心脏机械收缩，即心电机械分离，临床表现为深昏迷，瞳孔扩大、固定，无自主呼吸，往往提示脑细胞不可逆性损伤，继续复苏成功机会甚少。有时心搏虽已恢复，脑功能恢复却无法保证，有可能发展为脑死亡或"植物人"状态。须注意某些药物如镇静剂、阿托品等可影响意识判断或使瞳孔扩大；而过度换气又可抑制自主呼吸，因此应反复排除上述可能。应强调中枢神经系统功能缺如不应作为停止复苏的指征，脑死亡的诊断也不应在复苏期间做出，而只有在心血管功能重新恢复后才能做出判断。只要心脏对各种刺激（包括药物）尚有反应，心脏按压至少应持续 1 小时。

10. 一期心肺复苏后的处理：经人工呼吸、心脏按压及药物急救治疗，心搏恢复并能维持者，视为一期复苏成功，这只是心肺复苏成功的第一步。以后将相继出现因心、脑、肺、肾等重要生命器官严重缺氧和代谢紊乱造成的脏器功能不全或衰竭；抢救过程中因心脏按压、心内注射等所致的机械损害；药物治疗不当等所带来的严重影响。因此心复跳后的治疗更为困难，须严密监护患儿，争取自主呼吸尽早出现，并对相继出现的各种异常表现采取相应的有效措施，同时重视原发病的治疗，以防呼吸心搏骤停再度发生。

（1）维持有效循环。

（2）积极施行脑复苏术。

（3）维持水与电解质的平衡。

（4）加强呼吸道管理及预防感染。

（5）积极治疗原发病：避免再次发生呼吸、心搏骤停。

五、呼吸心搏骤停的后果及预防

（一）呼吸心搏骤停的后果

呼吸心搏骤停后心跳、呼吸立即停止，身体的各个器官出现缺血缺氧，由于脑组织细胞对缺血、缺氧最为敏感，如果不能在短期内恢复呼吸及心跳，患者可能出现脑死亡，一般呼吸心跳停止 4 分钟脑就可发生不能恢复的损害，10 分钟就可能发生脑死亡，如果不能恢复呼吸及心跳，最可能的后果是死亡；如果患者心跳恢复，呼吸依靠呼吸机维持，可能成为植物人。

（二）呼吸心搏骤停的预防

针对小儿心跳呼吸骤停的原因，重点关注基础疾病的治疗和监控。因为儿童发生呼吸心搏骤停多见于意外如电击伤、严重创伤、溺水、窒息及中毒等，所以加强宣传安全知识教育至关重要。

第二节　气管异物

一、气管异物概念

多发生于幼儿，当幼儿在进食时哭闹、嬉笑、跑跳或口内含着小物品突然深吸气时，就非常容易将异物吸入气管中。随着呼吸的作用，异物就会进入气管、支气管或其深部，可以引起幼儿咳呛、皮肤青紫、呼吸困难。

二、气管异物的症状

患者多于进食中突然发生呛咳、剧烈的阵咳及梗气，可出现气喘、声嘶、发绀和呼吸困难。若为小而光滑的活动性异物，如瓜子、玉米粒等，可在患者咳嗽时，听到异物向上撞击声门的拍击音。若异物较大、阻塞气管或靠近气管分支的隆凸处，可使两侧主支气管的通气受到严重障碍，因此发生严重呼吸困难，甚至窒息、死亡。

三、气管异物窒息的紧急处理方法

如幼儿出现气管异物，最重要的是要及时救治。当幼儿边吃边玩时，突然停止活动，开始哭闹并有阵发性高声呛咳、喘鸣，以及面色发绀、呼吸困难，继而神志不清和昏迷等，应怀疑气管异物。如果异物完全堵塞气管，超过 4 分钟便会危及生命，即使抢救成功，也常会留下失语、瘫痪等严重的后遗症。一旦幼儿发生气管异物，可立即向患儿口腔内伸进食指或牙刷柄之类的东西，直达咽部，刺激其咳嗽、呕吐，以利于异物排出；也可以采用海姆立克腹部冲击法进行抢救，抢救者站在患者背后，双手抵在患儿脐部与剑突中间，向胸腹部上后方用力挤压，借助肺部产生的气流冲击将异物排出。在采取抢救措施的同时，要尽快送到附近的医院，途中不要停止抢救。如果发生心脏停搏，要进行心肺复苏。

婴儿海姆立克

四、气管异物的预防

小儿气管、支气管异物最关键的是预防。四岁以下幼儿吃东西时家长一定要陪同，还应尽量避免吃花生、豆类、瓜子等食物，如果要吃，最好碾碎后再给孩子。尽量不要给幼儿吃提子这样果肉圆滑而质地结实的水果，这与以往多次发生悲剧的果冻有相似之处。由于多方宣传，现在 3 岁以内的孩子因食用果冻发生意外的情况已经大大减少，但每年春节还有病例出现，因此家长在节日中也不要放松对孩子的关注，不要给幼儿购买果冻。此外，现在有些孩子很小就开始吃泡泡糖，这也是极为危险的行为，泡泡糖引起的气管异物意外伤害事件已有多次报道。

除注意饮食之外，家长要教育孩子不要在吃饭时说话、奔跑走动、嬉笑玩耍；教育孩子不要把小玩具放在嘴里。家长要把家中的图钉、别针、纽扣、硬币等小物件搁置在幼儿拿不到的地方，以免孩子误食吸入气管。对学龄期儿童，要养成良好的卫生习惯，不要把文具放入嘴里咬，这一不卫生的习惯也极易引发意外。

一旦发生小儿气管、支气管异物，立即行海姆立克腹部冲击法进行急救并送往医院，同时保持直立体位，不要平卧，有条件者给予吸氧。

第三节　小儿惊厥

一、概述

惊厥是小儿常见的急症，尤多见于婴幼儿。小儿惊厥也是院前急救最常见的急症之一，由多种原因导致小儿脑神经功能紊乱所致。临床表现为突然的全身或局部肌群呈强直性和阵挛性抽搐，常伴有意识障碍。小儿惊厥的发病率很高，5%～6%的小儿曾有过一次或多次惊厥，惊厥频繁发作或持续状态可危及患儿生命，或可遗留严重的后遗症，影响小儿智力发育和健康。小儿惊厥发病率为成人的10～15倍，尤以婴幼儿多见。

二、病因

（一）按年龄阶段分

1.新生儿期产伤、窒息、颅内出血、败血症、脑膜炎、破伤风和胆红素脑病多见，有时也应考虑到脑发育缺陷、代谢异常、巨细胞病毒感染及弓形体病等。

2. 婴幼儿期高热惊厥、中毒性脑病、颅内感染、手足搐搦症、婴儿痉挛症多见，有时也应注意有无脑发育缺陷、脑损伤后遗症、药物中毒、低血糖症等。

3. 年长儿中毒性脑病、颅内感染、癫痫、中毒多见，有时须注意颅内占位性病变和高血压脑病等。

（二）按原因分

小儿惊厥的原因按感染有无的角度来分，可分为感染性（热性惊厥）及非感染性（无热惊厥）。此外，又可按病变累及的部位分为颅内与颅外两类。

1. 感染性

（1）颅内感染：病毒感染如病毒性脑炎、乙型脑炎，细菌感染如化脓性脑膜炎、结核性脑膜炎、脑脓肿，静脉窦血栓形成，霉菌感染如新型隐球菌脑膜炎等，寄生虫感染如脑囊虫病、脑型疟疾、脑型血吸虫病、脑型肺吸虫病、弓形体病等。

（2）颅外感染：高热惊厥、中毒性脑病（重症肺炎、百日咳、中毒性痢疾、败血症为原发病）、破伤风等。

2. 非感染性

（1）颅内疾病：颅脑损伤如产伤、脑外伤、新生儿窒息、颅内出血，脑发育异常如先天性脑积水、脑血管畸形、头大（小）畸形、脑性瘫痪及神经皮肤综合征，颅内占位性疾病如脑肿瘤、脑囊肿，癫痫综合征如大发作、婴儿痉挛症，脑退变性病变如脱髓鞘性脑病、脑黄斑变性。

（2）颅外疾病：代谢性疾病如低血钙、低血糖、低血镁、低血钠、高血钠、维生素 B_1 或 B_6 缺乏症等，遗传代谢性病如糖原贮积病、半乳糖血症、苯丙酮尿症、肝豆状核变性、黏多糖病，全身性疾病如高血压脑病、尿毒症、严重贫血、心律失常，以及食物、药物与农药中毒等。

三、临床表现

1.惊厥发作前少数患者可有先兆，如极度烦躁或不时"惊跳"，精神紧张；神情惊恐，四肢肌张力突然增加；呼吸突然急促、暂停或不规律；体温骤升，面色剧变；瞳孔大小不等、边缘不齐。典型表现为突然起病，意识丧失，头向后仰，眼球固定上翻或斜视，口吐白沫，牙关紧闭，面部或四肢肌肉呈阵挛或强直性抽搐；严重者可出现颈项强直，角弓反张，呼吸不整，青紫或大小便失禁。惊厥持续数秒至数分或更长，继而转入嗜睡或昏迷状态，在发作时或发作后不久检查，可见瞳孔散大、对光反射迟钝、病理反射阳性等体征。发作停止后不久意识恢复，低钙血症抽搐时患儿可意识清楚；若意识尚未恢复前再次抽搐或抽搐反复发作呈持续状态者，提示病情严重，可因脑水肿、呼吸衰竭而死亡。如抽搐部位局限且恒定，常有定位意义，新生儿惊厥常表现为无定型各种异常动作，如呼吸暂停，两眼凝视，阵发性苍白或发绀。婴幼儿惊厥有时仅表现为口角、眼角抽动，一侧肢体抽动或双侧肢体交替抽动。新生儿惊厥表现为全身性抽动者不多，常表现为呼吸节律不整或暂停、皮肤阵发性青紫或苍白、两眼凝视、眼球震颤、有眨眼动作，或有吸吮、咀嚼动作等。

2.惊厥持续状态指惊厥持续 30 分钟以上，或两次发作间歇期意识不能完全恢复者，为惊厥的持续状态（危重型）。惊厥时间过长可引起高热、缺氧性脑损害、脑水肿甚至脑疝。

3.高热惊厥常见于 6 个月至 4 岁小儿。惊厥多在发热早期发生，持续时间短暂，在一次发热疾病中很少连续多次发作，常在发热后 12 小时内发生，发作后意识恢复快，无神经系统阳性体征；热退一周后脑电图恢复正常，属单纯性高热惊厥，预后良好。复杂性高热惊厥发病年龄不定，常在 6 个月以前或 6 岁以后发生，起初为高热惊厥，发作数次后低热甚至无热时也发生惊厥，有时反复发作多次，一次惊厥时间较长，多超过 15 分钟。脑电图检查在惊厥发作 2 周后仍为异常，预后较差，转变为癫痫的可能性为 15% ～ 30%。

四、院前急救及处理原则

（一）一般急救处理

可以让患儿侧卧，解开衣领，在上、下磨牙间安放牙垫，防止舌咬伤。清除口、鼻、咽喉分泌物和呕吐物，以防窒息。保持呼吸道通畅，严重者给氧。转运途中密切观察患儿的生命体征。

（二）控制惊厥

1.针刺常用穴位包括人中、合谷、涌泉、百会、十宣、内关等，需强刺激，必要时留针。

2.止痉剂：①地西泮，常为首选急救药物。②苯巴比妥钠，为控制惊厥基本药物，但效果较慢。③副醛，本药安全效速，但对呼吸道有刺激；因其在肝脏降解，故患有肺炎与肝病者慎用。④10%水合氯醛，本药作用较快，持续时间较短。⑤氯丙嗪，但不宜用于癫痫患儿，否则影响病情观察和疾病诊断。⑥苯妥英钠，本药无呼吸抑制作用，但止痉作用缓慢，并且有潜在的致心律失常的风险。⑦异戊巴比妥钠，属于快速作用巴比妥类药物，在其他药物无效时可试用。⑧遇有顽固抽搐不止者，可用硫喷妥钠，但注意勿搬动头部，以免引起喉痉挛。

止痉剂应在专科医生的指导下应用，不可擅自盲目用药。

（三）对症治疗

1.高热者物理降温或给解热药物，并密切观察患儿体温、呼吸、心率、血压、肤色、瞳孔大小和尿量的变化等。

2.脑水肿的治疗：持续抽搐时，若视盘水肿、瞳孔两侧不等大，提示脑水肿。可用地塞米松、甘露醇、呋塞米等，应在专科医生的指导下进行治疗。

3.维持水和电解质平衡：惊厥患儿无严重液体丢失时，液体总量按80mL/（kg·d）或1000～1200mL/（kg·m^2）体表面积补充，同时补充钠1～2meq/kg，钾1.5meq/kg，使患儿保持轻度脱水及血钠稍偏低的状态，以利于控制脑水肿。

4.神经营养剂与抗氧化剂治疗惊厥：应用维生素 A、维生素 E、维生素 C 与甘露醇等抗氧化剂可防治惊厥性脑损伤。同时可并用维生素 B_1、维生素 B_6、维生素 B_{12} 及吡拉西坦等神经营养药物。

5. 低钙血症：5% 葡萄糖酸钙 10 ～ 20mL 静脉缓推，或用 10% 氯化钙每次 5 ～ 10mL 口服。

6. 低血糖症：50% 葡萄糖液每次 2mL/kg 静注，并以 10% 葡萄糖液静滴，直至症状完全缓解。

第六章　中　毒

第一节　概　述

一、概念

急性中毒是指人体在短时间内一次或数次接触大量或高浓度的毒物，迅速产生一系列的病理生理变化，急速出现症状甚至危及生命。常见毒物种类包括工业性毒物、农业性毒物、植物性毒物和动物性毒物，因前三类毒物通过化学手段获得，故又称化学性毒物。毒物主要通过呼吸道、消化道和皮肤黏膜进入体内，在肝脏通过氧化、还原、水解反应使毒性降低，但少数毒物如对硫磷在肝脏代谢后毒性反而增加。毒物通过局部腐蚀作用、使组织器官缺氧、全身麻醉作用、抵制酶的活性、干扰细胞膜或细胞器的生理功能及与受体的竞争结合等机制使机体产生一系列的病理生理变化并表现出相应的症状。

二、临床表现

（一）起病情况与患病时间

生产性中毒者，应重点询问患者工种、操作过程、接触的毒物种类和数量、接触途径、同伴发病情况；非生产性中毒者，应了解患者精神状态、本人或家人经常服用的药物等情况。

（二）主要症状

急性中毒常有特征性临床表现，应仔细观察患者呕吐物、皮肤黏膜、瞳孔大小及呼吸系统、循环系统、消化系统及神经系统的情况。将具有特征的常见毒物举例如下。

1. 呕吐物、呼气气味： 蒜臭味：有机磷农药。酒味：酒精或其他醇类化合物。苦杏仁味：氰化合物及含氰苷果仁。尿味：氨水。其他有特殊气味的毒物：汽油、煤油、苯、硝基苯等。

2. 皮肤黏膜症状： 樱桃红：氰化物、一氧化碳。潮红：抗胆碱药。发绀：亚硝酸盐、苯的氨基与硝基化合物。多汗：有机磷农药、毒蕈、解热镇痛药。牙痕：毒蛇和毒虫咬伤。

3. 瞳孔大小： 瞳孔扩大：抗胆碱药、苯丙胺类。瞳孔缩小：有机磷农药、阿片类。视力障碍：甲醇。

4. 呼吸系统： 呼吸减慢：阿片类镇静催眠药。呼吸加快：水杨酸类、甲醇。哮喘或肺水肿：刺激性气体、有机磷农药。

5. 循环系统： 心动过速：抗胆碱药、拟肾上腺素药。心动过缓：有机磷农药、乌头、毒蕈、洋地黄类、β受体阻滞剂、钙通道阻滞剂；心律失常：洋地黄中毒、乌头中毒均可出现各种心律失常。血压升高：苯丙胺类、拟肾上腺素类。

6. 消化系统： 呕吐、腹泻：食物中毒、毒蕈、蓖麻子。腹绞痛：有机磷农药、毒蕈、巴豆、砷汞化合物、腐蚀性毒物等。

7. 神经系统：意识障碍：镇静催眠药、抗抑郁药、有机磷农药、有机溶剂等。抽搐惊厥：四亚甲基二砜四胺（毒鼠强）、氟乙酰胺、氰化合物、士的宁。肌肉颤动：有机磷农药、毒扁豆碱。谵妄：抗胆碱药。瘫痪：肉毒毒素、可溶性钡盐。

8. 泌尿系统：尿色改变：砷化氢、苯胺、硝基胺及蛇、蜂等生物毒致溶血使小便呈茶色、酱油色。尿量减少或无尿：氯化汞、四氯化碳、有毒动植物等。

9. 血液系统：出血：阿司匹林、双香豆素、抗肿瘤药等。

三、急救措施

（一）不要贸然进入中毒现场

进入现场前应做环境危险评估，只有具备防护知识、防护设备和逃生手段时才能进入中毒现场，否则应呼叫增援。切勿轻率进入现场。

（二）迅速帮助患者脱离中毒环境

如对一氧化碳中毒的患者，要立即把患者移至室外或打开门窗，通风换气；对皮肤染毒者，要脱去染毒衣物并用大量清水反复冲洗患者，以消除皮肤上的残留毒物。

（三）减少毒物吸收及加速毒物排出

一旦怀疑中毒，就要尽快采取排毒措施，如果对中毒患者不加排毒处理就送其去医院，毒物在送院途中会被吸收，结果导致患者中毒加重甚至死亡。最简单的方法是催吐。

1. 适应证：口服毒物 12 小时内，神志清醒且无催吐禁忌证的患者。

2. 禁忌证

（1）已经昏迷的患者。

（2）口服强酸、强碱等腐蚀性毒物的患者。

（3）患有食管胃底静脉曲张、胃溃疡、主动脉夹层的患者。

（4）孕妇慎用。

（5）不能配合者。

3. 方法：用手指或压舌板刺激咽后壁，大量饮清水，使患者反复呕吐，从而排出毒物。

（四）提供生命支持

1. 保持患者呼吸道通畅，对昏迷者应采取稳定的左侧卧位，防止发生误吸。

2. 对心搏骤停者，应立即实施心肺复苏，在复苏不中断的情况下送患者去医院。

3. 提供呼吸支持：适用于安眠药、阿片类毒品等毒物中毒，处于呼吸极度抑制状态的患者。在现场对患者实施口对口人工呼吸，或气管插管、辅助呼吸直到到达医院。

（五）尽快应用特效药物和胃黏膜保护剂

特效解毒药物是指专门对某种毒物有较好解毒效果的药物，如纳洛酮用于阿片类毒品中毒、氯解磷定用于有机磷中毒等。如服下的是腐蚀性毒物，如强酸或强碱等，应及时给患者服用有胃黏膜保护作用的液体，如牛奶、豆浆等。

（六）尽快送患者去医院

对于现场无法救治的急性中毒患者，要争分夺秒地将其送到医院，千万不要耽搁，很多抢救措施应在送医途中进行。

（七）为进一步检查提供证据

一旦怀疑中毒，现场急救时要尽可能收集和保留可疑毒物和含毒标本，如患者身边剩下的药片及药瓶，以及患者的呕吐物、排泄物等，迅速送检，为患者入院后的诊断提供证据。

（八）批量中毒发生时应该尽快上报

3 人以上同时中毒，应在第一时间向有关部门报告。

第二节　食物中毒

一、概念

食物中毒是指人食用含有生物性（如沙门菌、葡萄球菌、大肠杆菌、肉毒梭菌等）、化学性有毒有害物质后或误食了本身有毒的食物（如河豚、鱼胆、毒蘑菇、发芽的土豆等）所出现的非传染性的急性或亚急性疾病。食物中毒多发生在气温较高的夏秋季，也是校园内常见的中毒类型，可分为细菌性食物中毒和非细菌性食物中毒。

二、临床症状特点

起病之前一般都有食用被细菌污染的食物或有毒的动植物史（如河豚、鱼胆、毒蘑菇、发芽的土豆等），其症状主要以恶心、呕吐、腹痛、腹泻为主，往往伴有发热。吐泻严重的还可发生脱水、酸中毒，甚至休克、昏迷等。

另外要注意周围人员是否也出现类似症状，判断属于细菌性食物中毒还是非细菌性食物中毒。

1. 细菌性食物中毒：以动物性食物中毒为主，有食用不洁食物病史，病程短，出现胃肠炎症状，以恶心、呕吐、腹痛、腹泻为主，伴发热，其中肉毒梭菌食物中毒临床表现例外，以运动神经麻痹症状多见，胃肠道症状少见。

2. 非细菌性食物中毒：包括有毒动植物（河豚、鱼胆、毒蘑菇等）、化学性食物中毒（亚硝酸盐等）、真菌霉素及霉变食物中毒（霉变甘蔗等），有明确的此类食物进食史，病程短，以胃肠道症状首发。

三、急救措施

1. 催吐或洗胃：现场可用手指或筷子之类物品刺激患者的咽喉部引起呕吐，然后饮服温开水，反复催吐，直至呕吐物为清水，若患者既往有胃溃疡或食管胃底静脉曲张应慎用催吐法。

2. 导泻：口服甘露醇或硫酸镁导泻。

3. 补液：建立静脉通道，给予补液治疗，防止出现严重恶心、呕吐所致的休克。

4. 留取样本和送检：如果没有食物样本，可保留患者呕吐物或排泄物以方便确诊和治疗。

第三节　亚硝酸盐中毒

一、概念

本病为因误食亚硝酸盐而引起的中毒。也可因食入富含硝酸盐的蔬菜，硝酸盐在体内还原成亚硝酸盐，引起亚硝酸盐中毒，称为肠源性青紫症。亚硝酸盐中毒量为 0.2 ～ 0.5g，致死量为 3g。

二、临床表现

起病之前一般有误食亚硝酸盐制剂如亚硝酸钠（钾）史，或进食大量蔬菜，如青菜、小白菜、韭菜、卷心菜、莴苣、甜菜、菠菜、萝卜叶、灰菜、荠菜等或腌制蔬菜和饮用含亚硝酸盐的井水史。主要表现为食用后 0.5 ～ 3 小时发病，以缺氧为主要症状，如皮肤黏膜、口唇、指甲下青紫最明显。部分患者伴有全身中毒反应包括头痛、头晕、心慌、胸闷、气促、恶心、呕吐、腹痛、腹泻等，严重者继而出现烦躁、嗜睡、呼吸困难、血压降低、肺水肿、心律失常、呼吸与循环衰竭等。

临床表现与高铁血红蛋白浓度有关：高铁血红蛋白达血红蛋白总量的 10% ～ 15% 时，口唇、指甲及全身皮肤黏膜呈紫黑色、蓝灰色或蓝褐色，与呼吸困难不成比例；高铁血红蛋白达 30% 以上时，主要表现为头痛、头晕、耳鸣、心动过速、反应迟钝、乏力等；升至 50% 时，可有心悸、气急、恶心、呕吐、腹痛腹泻、出冷汗等；若进一步增加，患者可能发生休克、心律失常、肺水肿、惊厥甚至昏迷，可危及生命。

三、急救措施

1. 吸氧：迅速置患者于空气新鲜而通风良好的环境之中吸氧。

2. 催吐：现场可用手指或筷子之类物品刺激患者的咽喉部引起呕吐，然后饮服温开水，反复催吐，直至呕吐物为清水，若患者既往有胃溃疡或食管胃底静脉曲张应慎用催吐法。

3.建立静脉通道，选用特效解毒药：亚甲蓝，用法：1%亚甲蓝1～2mg/kg溶入25%～50%葡萄糖液20～40mL，于10～15分钟内缓慢静脉滴注，如症状不缓解，2小时后可重复1次。

4.心电监护，密切观察患者心率、心律。

5.对症处理：对于心肺功能受影响的患者还应对症处理，如用呼吸兴奋剂、纠正心律失常药等。

第四节 灭鼠药中毒

一、概念

临床上灭鼠药中毒一般为服毒及误服，儿童误服中毒临床较为常见，幼儿园幼儿是误服灭鼠药中毒的高发人群。

二、分类

（一）抗凝血类灭鼠剂中毒

1.中毒的表现：一般在摄入毒物3天后出现症状。在最初风平浪静过后，中毒的人会表现为头昏、恶心、呕吐、腹痛、不想吃东西、轻度发热等。摄入量少者可不表现出血现象，数日后自愈。摄入达一定剂量可出现广泛的出血，如血尿，鼻、牙龈出血，皮下出血，咯血，血便及其他重要脏器出血，以致引起血压下降，导致休克。患者多死于脑出血、心包或心肌出血。

2. 处理方法

（1）清除毒物。口服中毒者催吐、洗胃导泻，皮肤污染者用清水彻底清洗。

（2）解毒治疗。这种鼠药是有特效解毒剂的，即维生素K_1，所以尽早送到医院给予此药，是治疗的关键：出血量大者可输新鲜血、血小板悬液和凝血因子，使用激素可防止颅内出血和肝肾衰竭。

（二）毒鼠强中毒

毒鼠强又名没鼠名、四二四，民间名称为"闻到死、三步倒、王中王、好猫鼠药、一扫光"等。对人畜有剧毒。

1. 中毒的临床表现：它是一种神经毒，进入人体后会造成肌肉抽搐，类似于癫痫。通常发病很快，最短的大约4分钟就可以发病。在最初进入人体后，会感觉口舌发麻、头晕、恶心、呕吐、腹痛等。很快人就出现抽搐，呈癫痫大发作样表现，两眼上翻，咬牙，吐白沫，胳膊腿抽搐，每次持续 1～4 分钟，严重的呈持续状态。意识慢慢开始不清，严重的呈昏迷状。精神症状，胡言乱语，反应慢，后遗症为智力低下。可造成多脏器损害，经积极治疗后可恢复。

2. 处理方法：立即彻底催吐、洗胃、导泻，清除胃内毒物；保持呼吸道通畅，吸痰；抽搐时，应适当保护患者，防止跌伤、肌肉撕裂、骨折或关节脱位等；背部应垫上衣物，避免背部擦伤和椎骨骨折；为防止咬伤舌头，用纱布缠压舌板塞入患者上、下齿之间，但要注意不要造成舌后坠，以免影响呼吸；对呼吸、心跳停止者立即施行人工呼吸和胸外心脏按压；立即拨打急救电话，迅速送往医院抢救和进行后续治疗。

第五节　沼气中毒

一、概念

沼气中毒是指人进入沼气池后，出现的一系列中毒表现，临床常见于特殊工种的工作人员，但是婴幼儿及儿童因贪玩、好奇的个性也有类似情况发生。

二、一般表现

轻型表现为人进入沼气池后，立即昏倒，不省人事，救出沼气池后呼吸加快，在数分钟后可以苏醒。中型中毒的患者被救出后，出现阵发性呼吸加快，全身强直性痉挛，昏迷，面色苍白，心跳呼吸加快，起初瞳孔缩小，后转为正常。在治疗好转后，大多数都不能回忆发生过的事，辨别时间、地点的能力也会发生暂时障碍。重型中毒的患者在池内昏倒后仅有微弱的抽搐，一般都没有痉挛，呼吸停止继而心跳停止。

三、沼气中毒发生后的应急处理

一方面，应立即将中毒患者转移到空气流通的地方（抢救人员必须佩戴有氧防护面罩），解开患者衣扣和裤带，保持呼吸道畅通，注意保暖。另一方面，对于无法从沼气池内救出的患者，应立即采用各种办法向池内送新鲜空气。施救人员要注意，不可盲目下池救人，以免同样发生窒息性中毒事故。对出现呼吸心跳停止的患者，应做人工心肺复苏（参考相关章节）。同时尽快拨打急救电话，送到有条件的医院救治。

轻度中毒患者一般不需特殊处理，可根据情况服用去痛片、利眠宁等药。中度中毒患者，应给予氧气吸入；精神好的患者可喝些浓茶和少量白酒，以兴奋中枢神经。对昏迷患者可以用强刺激手法，针刺人中、涌泉等穴位，并及时送医院抢救。

第六节　植物类中毒

一、蘑菇中毒

（一）概念

部分蘑菇可以食用，但是亦有不可食用的毒蘑菇，毒蘑菇一般都有华丽的外形，容易引起小儿的喜爱，进而食用，以致中毒。

（二）中毒表现

剧烈恶心、呕吐、腹泻、腹痛、粪便常呈米汤样、血压下降与休克、昏迷，甚至肾衰竭（尿少、皮肤发黑暗黄），这一型的中毒叫胃肠炎型；流口水、流泪、恶心、呕吐、腹痛、腹泻、心动过缓、瞳孔缩小、大汗、虚脱等，这一型为神经精神型。少数重者中枢神经系统受强烈刺激时，可出现瞳孔扩大、强直性痉挛、烦躁不安等精神症状。有时可因急性肺水肿、呼吸抑制、昏迷而死。甚至有幻觉、谵妄、迫害妄想，类似精神分裂症。中毒性肝炎型除胃肠道症状之外，主要为溶血现象，出现尿变为酱油色、皮肤发黄、贫血、肝脾肿大等。

（三）急救处理

立即呼叫救护车赶往现场。急救时最重要的是让中毒者大量饮用温开水或稀盐水，然后把手指伸进咽部催吐，以减少毒素的吸收。在等待救护车期间，为防止反复呕吐发生的脱水，最好让患者饮用加入少量的食盐和食用糖的"糖盐水"，补充体液的丢失，防止休克的发生。对于已发生昏迷的患者不要强行向其口内灌水，防止窒息，并为患者加盖毛毯保温。

中医药治疗可选用以下解毒方：绿豆 30 ～ 120g，蒲公英 30 ～ 60g，金银花（干）30g，紫草根 30 ～ 60g，大青叶 30 ～ 60g，生甘草 9 ～ 15g，每日一剂煎服。或者生甘草 30 ～ 60g，绿豆 30 ～ 120g，煎服。还可以用泽泻、甘草各 9g，雄黄（主含硫化砷）6g，煎服。

二、苦杏仁中毒

（一）苦杏仁

苦杏仁中含有杏仁苷，生吃后，释放出剧毒物质氢氰酸，其毒性比甜杏仁高 25 ～ 30 倍。它能很快破坏细胞的呼吸功能，使中枢神经麻痹。

（二）中毒表现

临床中常在中毒者的衣袋或场地发现有剩余苦杏仁，多在食后数小时内出现口中苦涩、头痛、头晕、流涎、恶心、呕吐、心慌、无力、四肢末端感觉迟钝，重则呼吸浅快、神志不清、瞳孔散大、面青紫、牙关紧闭、血压下降、四肢冰冷、大小便失禁、瞪目、昏迷甚至死亡。

（三）急救方法

1. 轻者

（1）尽快用筷子或压舌板刺激咽喉部催吐。

（2）口服绿豆汤进行解毒。

2. 重者

（1）心跳停止者应立即行胸外心脏按压。

（2）立即吸入亚硝酸异戊酯 0.2mL，每隔 5 ～ 15 分钟吸一次。

（3）血压下降用肾上腺素皮下注射 0.5 ～ 1mg，呼吸困难及时吸氧并进行人工呼吸，肌内注射尼可刹米 0.375g。

（4）速送医院。

三、蚕豆中毒

（一）易感人群

蚕豆中毒以儿童多见，男性多于女性。

（二）中毒表现

有进食蚕豆史。皮肤黏膜发黄，疲惫，嗜睡，贫血，有血红蛋白尿。常发生肝、脾肿大，食欲不佳，恶心，呕吐，腹痛，腹泻，腹胀。眼结膜水肿、苍白，视网膜静脉扩张等。

（三）急救方法

（1）可用肥皂水灌肠或口服泻剂。

（2）严重者速送医院救治。

第七节　一氧化碳中毒

一、概念

一氧化碳（CO）是无色、无味、无臭、无刺激性，从感官上难以鉴别的气体。

二、常见病因

工业上炼钢、炼焦、烧窑等在生产过程中炉门或窑门关闭不严，煤气管道漏气，汽车排出尾气，都可逸出大量的一氧化碳。矿井打眼放炮产生的炮烟及煤矿瓦斯爆炸时，均有大量一氧化碳产生。化学工业合成氨、甲醇、丙酮等，都要接触一氧化碳。零散中毒病例多系北方冬季用煤炉、火炕取暖，因燃烧不全而发生；亦有城市居民因煤气管道泄漏而致中毒。

三、临床表现

1.轻度中毒：最初可出现头晕、头痛、恶心、呕吐、心悸、乏力、嗜睡等，此时如能及时脱离中毒环境，吸入新鲜空气，症状可迅速缓解。

2.中度中毒：反应迟钝、头晕、头痛、恶心、呕吐、心悸、乏力、嗜睡，可出现面色潮红，口唇呈樱红色，心率加快，昏迷，瞳孔对光反射、角膜反射及腱反射迟钝，呼吸、血压可发生改变。此时如能及时抢救，亦可恢复。

3.重度中毒：出现深昏迷，各种反射减弱或消失，肌张力增高，大小便失禁。此时可发生脑水肿、肺水肿、休克、应激性溃疡、大脑局灶性损害，受压部位可出现类似烫伤的红肿、水疱，甚至坏死。

四、急救处置

1. 立即打开门窗通风，迅速将患者转移至空气新鲜流通处，保持安静并注意保暖。

2. 同时给予高流量吸氧，确保呼吸道通畅。对神志不清者应将头部偏向一侧，以防呕吐物吸入呼吸道引起窒息。必要时及时给予气管插管。对呼吸断续或呼吸停止者，及时给呼吸气囊或呼吸机辅助呼吸。

3. 建立静脉通道：给予能量合剂等。

4. 迅速送往有高压氧治疗条件的医院。

第八节　急性酒精中毒

一、概念

酒精中毒是指患者一次性大量摄入酒精后发生的机体功能异常，对神经系统和肝脏伤害严重。

二、酒精中毒的危害

1. 窒息：酒精中毒昏迷者失去了自我防护功能，如果处于仰卧位或呕吐物堵塞呼吸道，就可导致窒息、缺氧，从而造成死亡。

2.诱发心脏病：酒精可诱发冠状动脉痉挛及恶性心律失常，进而导致心源性猝死的发生。

3.诱发脑出血：酒精可兴奋交感神经，造成血压急剧升高，进而导致脑出血发生。

4.其他：酒精可以诱发胰腺炎、低血糖昏迷、代谢紊乱等。

三、临床表现

1.单纯性醉酒：指一次大量饮酒引起的急性中毒。临床通常分为兴奋期、共济失调期及昏睡期。轻症患者饮酒后发生精神异常状态，如话多、易怒、面色潮红或苍白、眼部充血、心率加快、头昏、头痛等。随着病情进展，患者出现步态不稳、动作笨拙、言语含糊、语无伦次、视物模糊及重影，并可有恶心、呕吐等。重症中毒患者呈昏睡状态，可有面色苍白、口唇青紫、皮肤湿冷、体温下降、呼吸浅表、瞳孔扩大等；严重者陷入深昏迷，血压下降、呼吸缓慢、心率加快，直至衰竭死亡。

2.复杂性醉酒：指大量饮酒过程中或饮酒后，突然出现的强烈的精神运动性兴奋和严重的意识混乱状态。此时患者意识障碍更重，精神运动性兴奋更为强烈，持续时间更长，因此容易出现暴力行为如报复性伤害、杀人毁物及性犯罪等。患者对周围情况仅有模糊的认识，发作后对发作经过部分或全部遗忘。

四、急救处置

1. 轻症（意识清醒）患者的治疗

（1）大量饮酒后如果出现不适感，应立即反复催吐，这是防止酒精中毒最有效的措施。

（2）轻症中毒患者无须药物治疗，可以适当吃一些含糖较多的食品，以及富含维生素 C、维生素 B 的食物，同时鼓励患者多饮水，以促进排尿；对于躁动者可以适当加以约束，重点保护头面部，以免碰伤。

2. 昏迷患者的治疗

（1）对于昏睡和昏迷的患者，以及有心血管疾病的患者，应该送其去医院检查治疗。在到达医院前要让患者采取侧卧体位，并注意保持患者呼吸道通畅。

（2）重症患者要密切观察生命体征，给予心电监护，同时补液、补糖并维持水、电解质平衡，防止发生并发症。对深昏迷的患者可以应用纳洛酮促醒治疗，对狂躁患者可以应用小剂量安定类药物治疗，伴脑水肿者给予脱水剂。

第九节　急性有机磷农药中毒

一、概念

有机磷农药（OPS）是我国广泛使用的杀虫剂，用量最大。急性有机磷农药中毒（AOPP）是指有机磷农药短时大量进入人体后造成的以神经系统损害为主的一系列伤害，临床上主要包括急性中毒患者表现的胆碱能兴奋及危象，以及其后的中间综合征（IMS）和迟发性周围神经病（OPIDPN）。

有机磷农药进入人体的主要途径有3个：经口进入——误服或主动口服（见于轻生者）；经皮肤和黏膜进入——多见于喷洒农药时由于皮肤出汗及毛孔扩张，加之有机磷农药多为脂溶性，故容易通过皮肤及黏膜吸收进入体内；经呼吸道进入——空气中的有机磷随呼吸进入体内。口服毒物后多在10分钟至2小时内发病。经皮肤吸收发生的中毒，一般在接触有机磷农药后数小时至6天内发病。

二、病因

有机磷毒物进入体内后迅速与体内的胆碱酯酶结合，生成磷酰化胆碱酯酶，使胆碱酯酶丧失了水解乙酰胆碱的功能，导致胆碱能神经递质大量积聚，作用于胆碱受体，产生严重的神经功能紊乱，特别是呼吸功能障碍，从而影响患者的生命活动。副交感神经兴奋造成的拟胆碱作用使患者呼吸道大量腺体分泌，造成严重的肺水肿，加重了缺氧，患者可因呼吸衰竭和缺氧死亡。急性有机磷杀虫剂中毒（AOPP）还可引起心脏损害，甚至可以导致心源性猝死。同时，AOPP使患者的交感神经和副交感神经功能紊乱，可导致心律失常。

三、临床表现

1.胆碱能神经兴奋及危象

（1）毒蕈碱样症状：主要是副交感神经末梢兴奋所致的平滑肌痉挛和腺体分泌增加。临床表现为恶心、呕吐、腹痛、多汗、流泪、流涕、流涎、腹泻、尿频、大小便失禁、心跳减慢和瞳孔缩小、支气管痉挛和分泌物增加、咳嗽、气急，严重的患者则出现肺水肿。

（2）烟碱样症状：乙酰胆碱在横纹肌神经肌肉接头处过度蓄积和刺激，使面、眼睑、舌、四肢和全身横纹肌发生肌纤维颤动，甚至全身肌肉强直性痉挛。患者常有全身紧束和压迫感，而后发生肌力减退和瘫痪。严重者可有呼吸肌麻痹，造成周围性呼吸衰竭。此外，由于交感神经节受乙酰胆碱刺激，其节后交感神经纤维末梢释放儿茶酚胺使血管收缩，引起血压增高、心率加快和心律失常。

（3）中枢神经系统症状：中枢神经系统受乙酰胆碱刺激后有头晕、头痛、疲乏、共济失调、烦躁不安、谵妄、抽搐和昏迷等症状。

2.其他表现：包括中间综合征、迟发性神经病、过敏性皮炎等。

四、辅助检查

1.临床检查有相应的 AOPP 体征，以肺水肿体征最突出，双肺可布满湿啰音。

2.实验室检查：①胆碱酯酶活性测定：胆碱酯酶是有机磷农药中毒的特异性标志酶，但酶的活性下降程度与病情及预后不完全一致。②肌酸激酶（CK）及肌钙蛋白 I（cTnI）测定可反映 AOPP 时心肌损害程度。③早期血液、尿液及胃液毒物检测，对诊断及治疗有指导价值。

五、诊断与鉴别诊断

1. 有有机磷农药接触史。

2. 有 AOPP 的临床及实验室检查特征。

由于有机磷中毒的典型症状之一是肺水肿，应与心源性肺水肿鉴别。病史可以作为有力的鉴别点，心源性肺水肿患者多有较重的心脏病史，而 AOPP 者则有毒物接触史。

六、急救原则

（一）现场急救

尽快清除毒物是挽救患者生命的关键。对于皮肤染毒者，应立即去除被污染的衣服，并在现场用大量清水反复冲洗；对于意识清醒的口服毒物者，应立即在现场反复实施催吐。绝不能不做任何处理就直接带患者去医院，以免增加毒物的吸收而加重病情。若条件允许可给予洗胃，洗胃是切断毒物继续吸收最有效的方法。口服中毒者可用清水、2% 碳酸氢钠溶液（敌百虫忌用）或 1：5000 高锰酸钾溶液（对硫磷忌用）反复洗胃，直至洗清为止。由于毒物不易排净，故应保留胃管，定时反复洗胃。

（二）院后急救

入院后进一步有效洗胃，并给予灌肠、吸附剂、血液净化等。

（三）联合应用解毒剂和复能剂

1. 使用阿托品的原则是及时、足量、重复给药，直至达到阿托品化。阿托品化表现为瞳孔较前逐渐扩大、不再缩小，但对光反应存在；流涎、流涕停止或明显减少；面颊潮红，皮肤干燥，心率加快而有力，肺部啰音明显减少或消失。达到阿托品化后，应逐渐减少药量或延长用药间隔时间，防止阿托品中毒或病情反复。如患者出现瞳孔扩大、神志模糊、狂躁不安、抽搐、昏迷和尿潴留等，提示阿托品中毒，应停用阿托品。

2. 解磷定肌内或静脉注射，每 4 ～ 6 小时 1 次。

3. 盐酸戊乙奎醚注射液（长托宁）是新型安全、高效、低毒的长效抗胆碱药物，是救治重度有机磷农药中毒或合并阿托品中毒时的首选。

（四）其他治疗

保持呼吸道通畅；给氧或应用人工呼吸器；对于休克患者可应用升压药；对脑水肿患者可应用脱水剂和肾上腺糖皮质激素；对局部和全身的肌肉震颤及抽搐的患者，可用巴比妥；对于呼吸衰竭患者，除使用呼吸机之外可应用纳洛酮；对于危重患者，可采用输血和换血疗法。

注意：中毒早期不宜输入大量葡萄糖、CoA、ATP，因它们能使乙酰胆碱合成增加而影响胆碱酯酶活力。维生素 C 注射液不利于毒物分解，破坏胆碱酯酶活力，早期也不宜用。口服 50% 硫酸镁、利胆药可刺激十二指肠黏膜，引起胆囊反射性收缩，胆囊内潴留有机磷农药随胆汁排出，引起二次中毒。胃复安、西沙必利、吗啡、氯丙嗪、喹诺酮类、胞磷胆碱、维生素 B、氨茶碱、利血平等均可使中毒症状加重，应慎用。

第十节　镇静催眠药中毒

一、概念

急性镇静催眠药物中毒系一次性或短时间内服用大剂量具有镇静催眠作用的药物引起的以中枢神经系统抑制为主要症状的急性疾病，可严重影响机体生理功能，导致患者死亡。镇静催眠药物均具有脂溶性，容易通过血－脑脊液屏障作用于中枢神经系统。

二、病因

常见镇静催眠药物中毒分类如下。

1.苯二氮䓬类：①长效类（半衰期＞30小时）：氯氮平、地西泮等；②中效类（半衰期6～30小时）：阿普唑仑、替马西泮等；③短效类（半衰期＜6小时）：三唑仑、咪达唑仑等。

2.巴比妥类：①长效类（作用时间6～8小时）：巴比妥、苯巴比妥；②中效类（作用时间3～6小时）：戊巴比妥、异戊巴比妥；③短效类（作用时间2～3小时）：司可巴比妥、硫喷妥钠。

3.非巴比妥非苯二氮䓬类：如水合氯醛、格鲁米特、甲丙氨酯等。

4.吩噻嗪类：氯丙嗪、奋乃静等。

三、发病机制

镇静催眠药作用机制都是对中枢神经系统产生抑制作用，

剂量大时直接抑制呼吸中枢和循环中枢，导致呼吸循环衰竭。

1. 苯二氮䓬类：其中枢神经抑制作用与增强 γ – 氨基丁酸（GABA）能神经的功能有关。苯二氮䓬类药物与苯二氮䓬受体结合后，增强 GABA 与其受体结合的亲和力，激活 GABA 受体，使氯离子通道开放，从而增强 GABA 对突触后的抑制功能。主要作用于边缘系统和间脑，影响情绪和记忆力。

2. 巴比妥类：主要作用于网状上行结构，使整个大脑皮层产生弥漫性的抑制，其效应与剂量呈正相关，随着剂量的增加，效应依次为镇静、催眠、麻醉至延髓麻痹。

3. 非巴比妥非苯二氮䓬类中毒机制与巴比妥类相似。

4. 吩噻嗪类：主要通过抑制中枢神经系统多巴胺受体，减少邻苯二酚胺生成，作用于网状结构。

四、临床表现

1. 苯二氮䓬类中毒：主要症状是头晕、嗜睡、意识模糊、言语含糊不清、共济失调，很少出现严重的症状，如昏迷、呼吸抑制等。

2. 巴比妥类中毒

（1）轻度中毒：服药量为催眠剂量的 2～5 倍，患者头晕、疲乏无力、嗜睡、注意力不集中、言语不清、共济失调、视物模糊、呼吸正常或略慢、血压正常或略降低。

（2）中度中毒：服药量为催眠剂量的 5～10 倍，出现昏睡、呼吸减慢、眼球震颤、对光反射迟钝、浅昏迷。

（3）重度中毒：服药量为催眠剂量的 10～20 倍，出现深昏迷、低血压、低体温、休克、呼吸抑制甚至停止，少尿、尿毒症，中毒性肝炎、黄疸及肝损害，对药物过敏者还可出现皮疹、剥脱性皮炎。

3. 非巴比妥非苯二氮䓬类与巴比妥类中毒相似。

4. 吩噻嗪类：最常见的是锥体外系反应，主要表现为帕金森综合征、静坐不能、急性肌张力障碍反应，如斜颈、吞咽困难、牙关紧闭等。此外，还可引起血管扩张、血压下降、心动过速、肠蠕动减慢、体温调节紊乱等。

五、急救处置

1. 迅速清除毒物

（1）催吐、洗胃、导泻：口服中毒者在院前急救时，意识清楚者应立刻实施催吐，在院内应立刻使用温水洗胃。服药时间超过 4 小时者，洗胃效果不佳，但服药剂量大者仍应洗胃，洗胃后经胃管注入活性炭 50 ～ 100g 与 100mL 水的混悬液，并用 10 ～ 15g 硫酸钠导泻，以减少药物吸收。忌用硫酸镁，因为镁剂可加重对中枢神经系统的抑制作用。

（2）碱化尿液与利尿：对长效巴比妥类中毒有效，对苯二氮䓬类、吩噻嗪类无效。

（3）血液净化：血液透析、血液灌流对巴比妥类、吩噻嗪类中毒有效，危重者可考虑。

2. 应用特效解毒：药氟马西尼为苯二氮䓬类拮抗剂，能竞争结合苯二氮䓬受体，阻断此类药物的中枢神经系统作用。给药方法：首次 0.2mg，稀释后缓慢静脉注射，可每 1 ～ 2 小时静脉用药 1mg。

3.对症治疗：低体温者注意保暖；心律失常者，予以心电监护，在纠正水电解质紊乱的基础上给予抗心律失常药物治疗；可适量选择性应用呼吸兴奋剂，如尼可刹米等，具有促进清醒和兴奋中枢的作用，但不建议常规使用；静脉注射纳洛酮有助于缩短昏迷时间。

4.加强生命支持治疗：急性巴比妥药物中毒的主要死因是呼吸和循环衰竭。因此，维持有效的气体交换和有效血容量是抢救成功的关键。深昏迷伴有呼吸抑制者应尽早气管插管，必要时气管切开，建立人工呼吸；出现低血压者应先扩容，必要时使用血管活性药物。

六、预防

1.加强镇静催眠药物的管理和使用：镇静催眠药的处方、使用、保管应严加管理，医生应严格掌握用药适应证。

2.对服用镇静催眠药物患者给予用药指导

（1）几乎所有镇静催眠药长期使用都会产生不同程度的耐受性和依赖性，应指导患者间断用药，按需服用，减少长期滥用此类药物产生的耐药性和患者的心理依赖。

（2）用药后严密观察，一旦发现药物过量及早采取救治措施。

（3）长期大量服用此类药物的患者，为避免发生戒断反应，不能突然停药，应逐渐减量或停药。

（4）有儿童、青少年、情绪不稳定或精神异常者的家庭，对此类药物应妥善保管，以防误服。

急性中毒院外急救流程见图 6-1。

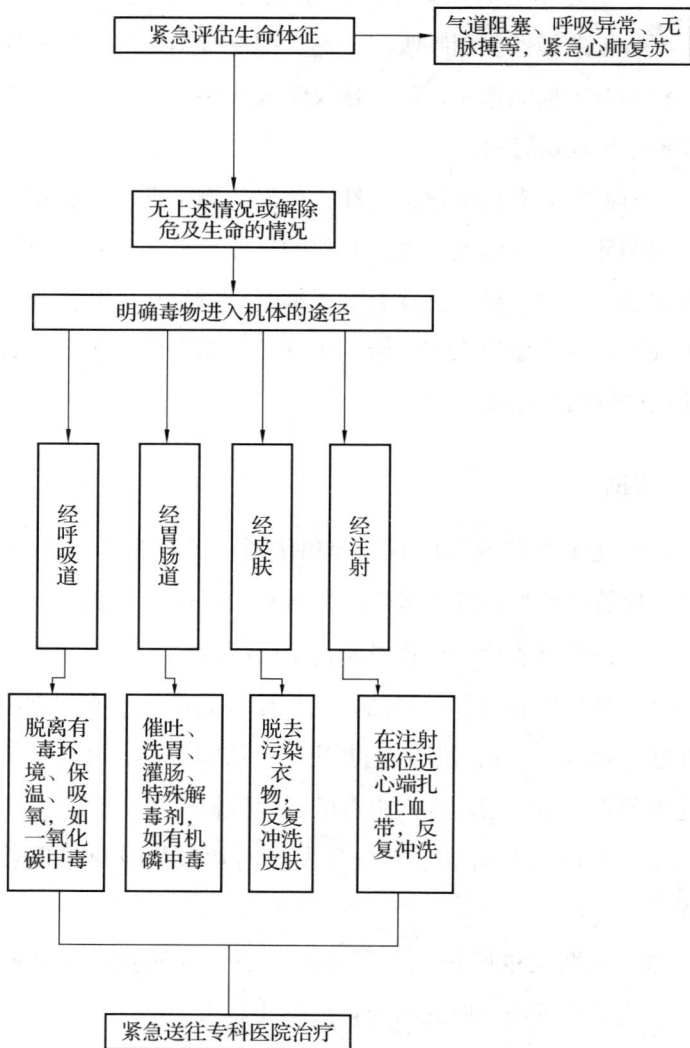

```
紧急评估生命体征 ──→ 气道阻塞、呼吸异常、无
                    脉搏等，紧急心肺复苏

无上述情况或解除
危及生命的情况

明确毒物进入机体的途径

经呼吸道    经胃肠道    经皮肤    经注射

脱离有毒     催吐、     脱去污染    在注射
环境、保     洗胃、     衣物，反    部位近
温、吸氧，   灌肠、     复冲洗皮    心端扎
如一氧化     特殊解     肤          止血带，
碳中毒       毒剂，                反复冲洗
            如有机
            磷中毒

紧急送往专科医院治疗
```

图 6-1　急性中毒院外急救流程图

第七章　意外伤害

意外伤害指的是突然发生和意料不到的对人体的伤害，如各种急性损伤、溺水、触电等。对于意外伤害的现场急救处理可遵循这样的原则：保持镇静，立即进行简单处理，迅速排除致命和致伤因素，减轻患者痛苦，预防病情加重，减少并发症和后遗症。

第一节　烧烫伤（烧伤）

烧伤是指火焰、开水、热油、蒸汽、汽油、强酸、强碱、生石灰、磷、电等各种固体、液体、气体热源作用于人体后造成的特殊性损伤。人们习惯把开水、热油等液体烧伤称为"烫伤"。烫伤在家庭中的发生率较高，而且常发生在儿童身上。

一、火焰烧伤的急救

一旦发生烧伤，应立即进行如下处理。

（一）迅速脱离危险环境，消除致伤原因

1.立即脱掉着火的衣服；立即用水浇灭火焰；迅速卧倒，就地滚动压灭火焰（图7–1）；用棉被、大衣覆盖灭火等。

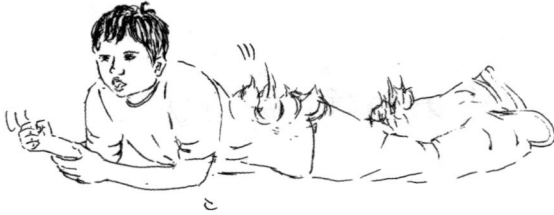

图 7-1 滚动灭火

2. 切忌带火奔跑、呼喊，以防灼伤呼吸道或火借风势越烧越旺；可以用湿毛巾捂住口鼻，防止吸入毒气、烟雾，防止窒息或灼伤呼吸道。

3. 身体低姿出入火场，因为位置越高，烟雾与毒气越浓。

（二）烧伤创面的处理

1. 烧伤后，要尽快用 15 ～ 25℃的冷水（可用自来水）充分冲洗或浸泡创面 20 分钟左右，尤其适用于四肢中小面积烧伤。可以中和余热、降低温度，最大限度地缓解创面疼痛，减轻水肿，避免热力的继续深入，从而促进愈合，减轻瘢痕，减少需要切除和植皮的范围。但不宜用冰敷，以免血管过度收缩而造成组织缺血，不利于恢复。

2. 勿将水疱挑破，以免发生感染。

3. 在水中解脱衣物，如有粘连，可用剪刀沿伤口周围剪开，以防加重损伤；及时将手表、手镯、戒指等饰品摘掉，以防后期发生肿胀后难以取下，影响血液循环。

4. 用干净敷料或布类保护创面或进行简单包扎后送医院处理，使创面不再进一步污染、损伤。

5. 禁止涂抹任何药物，尤其严禁涂抹牙膏、酱油、黄酱、碱面、草木灰等，以免使医生判断伤情困难，并且容易造成感染。

6.尽快送往医院。

二、强酸、强碱烧伤的急救

（一）皮肤烧伤

立即用毛巾、衣服等布料沾干伤处，再用大量冷水彻底冲洗，以免烧伤面积扩大。

（二）眼睛烧伤

如果强酸、强碱进入眼睛，化学药剂对眼睛造成的最严重的伤害就是破坏晶状体，导致患者失明。因此，最好的急救方法仍然是立刻彻底冲洗。

1.让患者把头放在水龙头下，用自来水快速冲洗眼睛。冲洗时，患者必须将头倾斜，好眼在上，患眼在下，使水能够从头的一侧流下，而不会将药剂冲进没有受伤的眼睛里（图7-2）。

2.在冲洗时，必须将患者的眼睑翻开。如果患者不能自己翻开眼睑，急救者必须为其撑开眼睑。

3.冲洗时间必须足够长。如果是被碱烧伤，至少需要冲洗10分钟。如果患者两只眼睛都受伤了，要轮流冲洗，大约每10秒交替一次。

4.冲洗完毕后，用无菌或干净的棉垫覆盖在眼睛上，再用干净的胶带将棉垫固定。

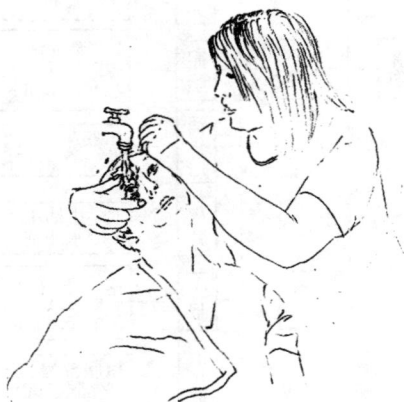

图7-2 好眼在上、患眼在下冲洗

经上述处理后，拨打120急救电话，并尽快将患者送往医院。

（三）消化道烧伤

1. 如果消化道被强酸烧伤，立即口服牛奶、蛋清、豆浆、食用植物油等200mL。严禁口服碳酸氢钠，以免产生二氧化碳而导致消化道穿孔。严禁催吐或洗胃，以免消化道穿孔。

2. 如果消化道被强碱烧伤，立即口服食醋、柠檬汁、1%醋酸等，亦可口服牛奶、蛋清、食用植物油等，每次200mL，以保护胃黏膜。严禁催吐与洗胃，以免发生消化道穿孔。烧伤院外急救流程见图7-3。

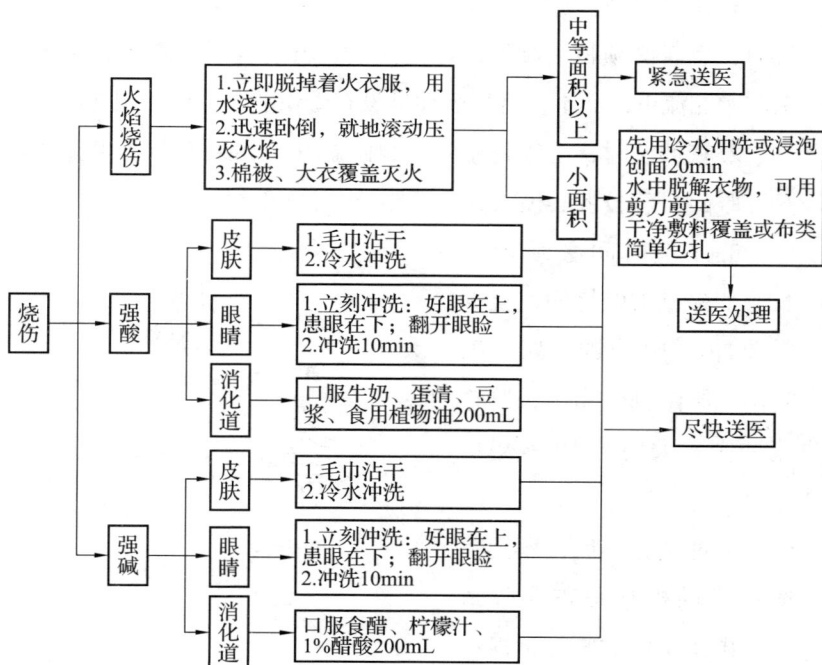

图7-3 烧伤院外急救流程

第二节　冻　伤

冻伤是指机体遭受低温侵袭所引起的局部乃至全身性的损伤。冻伤的发生除了与寒冷的强度、风速、湿度、受冻时间有关外，还与潮湿、局部血液循环不良和抗寒能力下降有关。依据损伤的性质，冻伤分为非冻结性冻伤和冻结性冻伤两类。非冻结性冻伤是人体接触10℃以下、冰点以上的低温，加上潮湿条件所造成的损伤，包括冻疮、战壕足、水浸足（手）等。冻结性冻伤是由冰点以下低温所造成的，包括局部冻伤和全身冻伤（又称冻僵）。

一、病因

病因包括环境因素及机体因素。

1. 环境因素：寒冷的气候，包括空气的温度、湿度、风速等。潮湿和风速都可加速身体的热量散失。

2. 机体因素：饥饿、疲劳、虚弱、失血、年龄、药物及创伤等均可影响人体对外界温度变化的调节和适应能力，使局部热量减少导致冻伤。

二、病理生理

全身受低温侵袭时，首先发生外周血管收缩和寒战反应，继而体温由表及里逐渐降低，当核心体温下降至32℃以下时，心、脑、肾、血管等脏器功能均受损，大脑功能障碍，表现为痛觉消失、意识模糊、反应迟钝，可产生幻觉；当核心体温下降至 30℃以下时，常发生心房颤动、意识障碍、少尿、氮质血症；若核心体温下降至 28℃以下，则危险加大，出现反射消失、心室颤动，如不及时抢救，可直接致死。局部接触冰点以下的低温时形成冻结伤，冻结伤分为两个时相，最初是冻伤，继之是复温后的再灌注损伤。当组织温度降至 −2℃时，细胞外冰晶形成。随冰晶加大，间质液渗透压增高，导致细胞内脱水，蛋白变性，酶活性下降，细胞功能障碍。如果快速冷冻，则细胞内出现冰晶导致细胞死亡，毛细血管内皮破坏、红细胞淤积，导致循环停顿。复温冻融后局部血管扩张，微循环中血栓形成，释放的氧自由基、血栓素等介质可进一步加剧毛细血管与组织损伤。

三、临床表现

局部冻伤后皮肤苍白发凉、麻木或丧失知觉，不易区分其深度。复温冻融后可按其损伤的不同程度分为四级。

Ⅰ度冻伤（红斑性冻伤）：伤及表皮层。局部红肿、充血；有热、痒、刺痛的感觉。症状数日后消退，表皮脱落、水肿消退，不留瘢痕。

Ⅱ度冻伤（水疱性冻伤）：伤及真皮。局部明显充血、水肿，12 ～ 24 小时内形成水疱，疱液呈血清样。水疱在 2 ～ 3 周内干燥结痂，之后脱痂愈合。痂下皮肤容易损伤，可有轻度瘢痕形成。

Ⅲ度冻伤（腐蚀性冻伤）：伤及全层皮肤或皮下组织。创面由苍白变为黑褐色，感觉消失，创面周围红、肿、痛并有水疱形成。若无感染，坏死组织干燥成痂，4 ～ 6 周后坏死组织脱落，形成肉芽创面，愈合甚慢且留有瘢痕。

Ⅳ度冻伤（血栓形成与血管闭塞）：损伤深达肌肉、骨骼，甚至肢体坏死，表面呈死灰色、无水疱；坏死组织与健康组织的分界在 20 天左右较明显，通常呈干性坏死，也可并发感染而成湿性坏疽。局部表现类似Ⅱ度冻伤，治愈后多留有功能障碍或致残。

全身冻伤时先有寒战、皮肤苍白或发绀，有疲乏、无力等表现，继而肢体僵硬，意识障碍，呼吸抑制，心跳减弱，心律失常，最后呼吸、心跳停止。如能得到及时救治，患者复温复苏后常出现心室颤动、低血压、休克，可发生肺水肿、肾衰竭等严重并发症。

四、治疗

1. 急救：尽快使伤员脱离寒冷环境，快速复温。衣服、鞋袜等连同肢体冻结者，不可强行脱下，应用温水（40℃左右）使冰冻融化后脱下或剪开。立即施行局部或全身的快速复温，但勿用火炉烘烤。以冰雪擦拭冻伤部位不仅延误复温还会加重组织损伤。应将伤员置于 15 ～ 30℃温室中，将伤肢或冻僵的全身浸浴于足量的 40 ～ 42℃温水中，保持水温恒定，使受冻局部在 20 分钟内、全身在 30 分钟内复温。复温以肢体红润、循环恢复良好、皮温达到 36℃左右为妥。体温恢复 10 分钟后神志可转为清醒，如果患者感觉疼痛可使用止痛剂。若无温水，可将伤员伤肢置于救护者怀中复温。对呼吸、心搏骤停者要施行胸外心脏按压和人工呼吸、吸氧等急救措施。复温过程中肢体可出现肌筋膜综合征，严重时可能需行肌筋膜切开术。多数冻伤者有脱水，复苏过程中输注的液体可先适当加温。

2. 局部冻伤的治疗：复温后冻伤的皮肤应小心清洁保持干

燥，抬高病变部位以减轻水肿。Ⅰ度冻伤保持创面干燥清洁，数日后可自愈。Ⅱ度冻伤局部可外用冻疮膏，已破溃者也可涂抹含抗菌药物的软膏。Ⅲ度、Ⅳ度冻伤多用暴露法治疗，保持创面清洁，且受冻部位每天在药液中清洗 1 ～ 2 次。对分界明确的坏死组织予以切除，视创面情况可植皮。对清创、抗生素治疗无效且并发湿性坏疽或脓毒症者，则需截肢。由于发病早期很难区分冻伤组织的破坏程度，手术宜在较晚时间进行。

其他治疗措施：应用低分子右旋糖酐静脉滴注进行抗凝；局部外用血栓素酶抑制剂，以及全身使用布洛芬可以改善微循环，减轻血栓形成与组织损伤；根据冻伤部位可选用封闭疗法解除血管痉挛和止痛。Ⅰ度以上冻伤给予破伤风抗毒素 1500 ～ 3000U 肌内注射，根据病情全身应用抗生素预防感染；加强营养支持，给予高热量、高蛋白、富含多种维生素饮食。

3. 全身冻伤的治疗：①复苏过程中首先要维持呼吸道通畅，吸氧，必要时给予辅助呼吸。②体温低时极易出现心室颤动或心搏骤停，应施行心电监护，注意纠正异常心律，必要时采取除颤复苏措施。③胃管内热灌洗或温液灌肠有助于复温。④扩充血容量防治休克，选用适当血管活性药物。静脉输注的液体应加温至 38℃；有酸中毒时给予 5% 碳酸氢钠溶液纠正。⑤当有肾功能不全、脑水肿时，可使用利尿剂并采取相应的治疗措施。

五、预防

冬季及高寒地区外出，应有防寒、防水服装。寒冷环境中工作时应注意防寒保暖，衣着宜保暖不透风，保持干燥，减少体表外露，手、足、耳处可外涂防冻疮霜剂；寒冷环境下应避免久站或静止不动。进入高寒地区工作的人员，平时应进行适应性训练，提供高热量饮食，酒后不宜野外工作。

冻伤院外急救流程见图7-4。

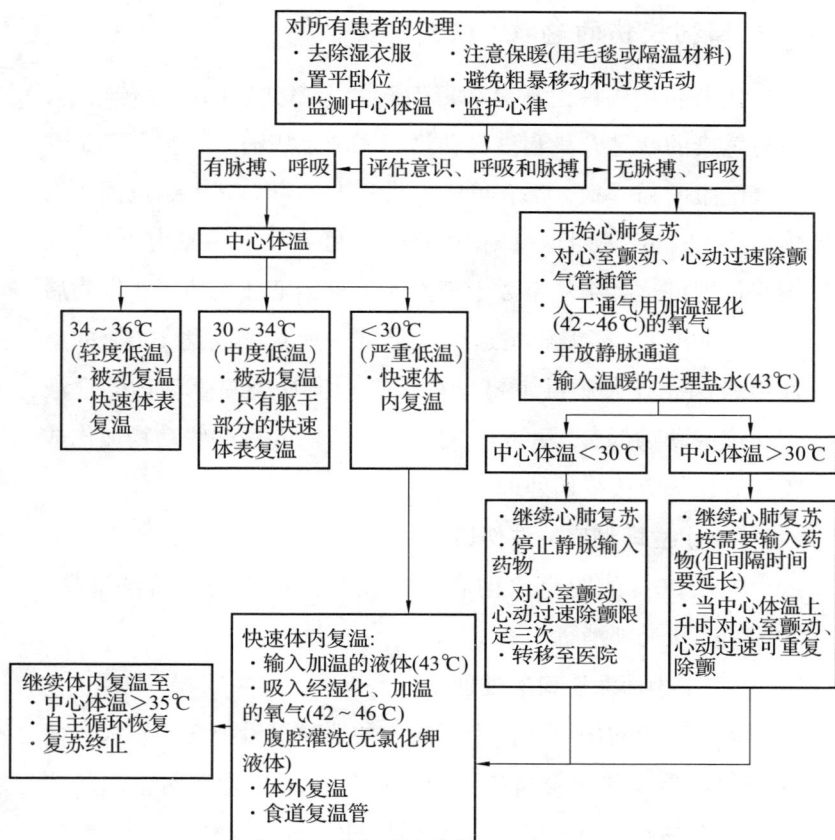

图7-4 冻伤院外急救流程

第三节　动物及昆虫伤害

一、猫狗咬伤的急救

狂犬病是一种由狂犬病毒引起的人畜共患的急性传染病，最易感染的就是犬科和猫科动物。无论是病猫、疯狗，还是看起来健康的猫、狗，都有可能携带狂犬病毒。狂犬病毒侵入人体后有一个潜伏期，短则10天或一两个月，一般为30～60天，长则可达半年甚至数十年。人一旦感染狂犬病毒，发病后死亡率100%。狂犬病是迄今人类唯一死亡率高达100%的急性传染病。狂犬病毒主要存在于猫、狗及蝙蝠等动物的唾液中，这些动物都有舔舐爪子的习性，所以人被这些动物抓伤或咬伤后，都应按咬伤处理。

（一）立即彻底冲洗伤口

先用20%的肥皂水彻底清洗伤口，再用清水持续冲洗，然后用碘伏局部消毒。

（二）小而深伤口的处理

狗、猫咬的伤口往往小而深，冲洗时尽量把伤口扩大，使其充分暴露，并用力挤压伤口周围软组织。冲洗时，水量要大，水流要急。如果伤口较深，冲洗时可用干净的牙刷、纱布和浓肥皂水反复刷洗伤口，并及时用清水冲洗，刷洗至少要持续30分钟。

（三）伤口切忌缝合或包扎

除了个别伤口大，又伤及血管需要止血外，伤口切忌缝合或包扎。因为狂犬病毒是厌氧的，在缺乏氧气的情况下，狂犬病毒会大量生长。

（四）接种疫苗

轻咬伤者需要全程接种狂犬病疫苗，主动免疫者需在伤后当天及伤后第 3、7、14、28 天各注射一次，共 5 剂，如曾经接受过全程主动免疫治疗，仅在伤后当天与第 3 天强化主动免疫一次；严重咬伤者，除要全程接种狂犬病疫苗，还需注射人狂犬病免疫球蛋白或抗狂犬病血清。因为注射疫苗后，人体一般至少经过 15 天才可产生抗毒素，注射抗狂犬病血清和人狂犬病免疫球蛋白，可以中和进入体内的狂犬病毒与狂犬病疫苗起到协同作用。

二、毒蛇咬伤的急救

我国有五十余种毒蛇，剧毒的有十余种，蛇咬伤在南方多见。野外旅行要提防被蛇咬伤，还得具备应对毒蛇咬伤的急救知识。

（一）观察蛇的咬痕

如果伤口上有两个大而深的牙印，局部肿胀、疼痛，皮肤出现血疱、瘀斑，甚至局部组织坏死，就是毒蛇咬伤；如果皮肤留下一排或两排细小齿痕，只是起水疱，局部稍痛，无全身反应，就是无毒蛇咬的。

（二）清除毒牙，防止蛇毒继续释放

应迅速清除毒牙，防止蛇毒继续释放扩散至全身。

（三）被咬伤者应保持安静

不要惊慌奔走，因为这样反而会促使毒液快速向全身扩

散。此时应立即坐下或躺下，不要动，把受伤肢体放低。然后，在伤口的近心端5cm处用布带等物绑扎肢体，松紧度应以被绑扎的下部肢体动脉搏动稍微减弱为宜，绑扎后每隔30分钟左右松解一次，每次1～2分钟，以免影响血液循环，引起组织坏死。如果手指被咬伤，可绑扎指根；如果手掌或前臂被咬伤，可绑扎在肘关节；如果脚趾被咬伤，可绑扎趾根部；如果足部或小腿被咬伤，可绑扎膝关节下；如果腿部被咬伤，可绑扎大腿根部。

（四）观察生命体征

密切注意患者的神志、血压、脉搏、呼吸、尿量和局部伤口等情况。如果患者没有呼吸及心跳，应立即开始心肺复苏。

（五）立即送患者去医院，请专业的医生救治

值得注意的是，有一些错误操作，如用消毒的刀片将伤口切开或用吸瓶吸出毒液、用嘴吸出后吐掉等，都不可取。这些措施带来的好处都很小，如果操作不当，反而带来一些危害。例如，吸蛇毒，无论用嘴吸还是用负压吸，吸出的毒素量极少，还会加重伤口的损伤，并且用嘴吸毒还有可能造成急救者中毒。挤压伤口排毒的方法也要慎用，手法不当很容易造成毒素扩散。

三、毒虫咬伤的急救

毒虫咬伤主要包括蜈蚣咬伤、蝎子蜇伤、蚂蟥叮咬、蜂蜇伤、蜱虫叮咬等，毒虫咬伤不可忽视。如果口腔或喉咙被蜇，患者可能会出现喉咙肿胀、呼吸道梗阻甚至死亡，应立即送患者去医院。如果患者出现荨麻疹、呼吸急促、全身无力等过敏反应，要立即去医院就医。

（一）蜈蚣咬伤

伤口是一对小孔，毒液为酸性，毒液流入伤口后，会引起局部红肿、疼痛、发麻。应立即用肥皂水、小苏打水等碱性水溶液冲洗伤口，以中和蜈蚣的酸性毒液，局部涂抹淡氨水效果更好，冲洗后包扎。如果患者伴有全身毒血症症状，如头痛、头晕、发热、呕吐等，应立即到医院就诊。

（二）蝎子蜇伤

蝎毒毒性较大，患者可出现局部剧痛、红肿、发麻，甚至失去感觉，伤口周围发黑、起水疱，还伴有头晕、心慌、出虚汗等症状，严重者可有呼吸急促、肺水肿、消化道出血等表现；儿童被蜇伤可因呼吸、循环衰竭而死亡。应用镊子或针头小心挑去伤口中留下的蝎尾毒钩。若伤及四肢，应立即用止血带、布条等绑扎在伤口近心端，用3%的碱性苏打水或1∶5000的高锰酸钾溶液清洗伤口。若伤口周围红肿，可进行冷敷。若出现剧痛等症状，应立即送医院就诊。

（三）蚂蟥叮咬

蚂蟥无毒，但易致皮肤损伤后出血感染。蚂蟥用吸盘吸附于皮肤，因其咽部分泌的液体有抗凝血作用，所以患者被咬伤后伤口出血较多。当蚂蟥吸附人体皮肤时，应立即用手掌或鞋底在吸附的周围用力拍击，使蚂蟥的吸盘和腭片自然放开，也可以在它身上撒些食盐或滴几滴盐水，使蚂蟥收缩掉下来。此外，还可以用肥皂水或醋涂在蚂蟥身上或用烟头烤一下，使其松弛脱落，切忌用力拔蚂蟥。可用5%～10%的碳酸氢钠溶液冲洗伤口，涂以碘伏，防止感染。如血流不止，可用碳酸氢钠粉敷在伤口上。

（四）蜜蜂蜇伤

蜜蜂蜇伤常会导致局部皮肤疼痛、红肿，不过一般不会对人体造成太大伤害。但是，如果患者同时多处被蜇或对毒液过敏，就会非常危险。

被蜜蜂蜇伤后，立即挑出蜇入皮肤的尾刺，仔细检查伤处。如果毒刺残留在皮肤内，要用消过毒的镊子将其拔出。如果有刺留在伤口里面，可用火罐或者吸引器将其吸出。在野外没有工具的情况下，可以用银行卡之类的硬物将毒刺刮出。毒刺刮出后，用肥皂水、3%氨水或5%碳酸氢钠等弱碱性溶液清洗及外敷，如果没有碱性溶液，可用干净的清水冲洗伤口，应尽快送往医院治疗。

（五）蜱虫叮咬

被蜱虫叮咬后最常见的健康问题是皮肤感染，因为蜱虫吸血的口器很复杂，上面长着倒刺。蜱虫在叮咬人时，会散发一种麻醉物质，然后将头、螯肢埋在人的皮肤内吸血。这可造成人体局部充血、水肿及急性炎症反应，还可引起继发性感染。蜱虫一般选择人体皮肤较薄，不易被搔挠的部位叮咬，如颈部、耳后、腋窝、大腿内侧等。有些蜱虫在叮刺吸血过程中，会分泌含有神经毒素的唾液，导致人的运动性纤维传导出现障碍，引发呼吸衰竭甚至死亡。

被蜱虫咬伤后，用镊子取出蜱虫，尽可能靠近皮肤夹住它的口器，然后将它拔出来，不要左右摇动，以免使其口器断裂。拔出蜱虫后，用酒精或者肥皂水清洗伤口和手。如患者出现发热、叮咬部位发炎破溃及有红斑等症状，要及时去医院就诊，避免错过最佳治疗时机。

动物及昆虫伤害院外急救流程见图 7-5。

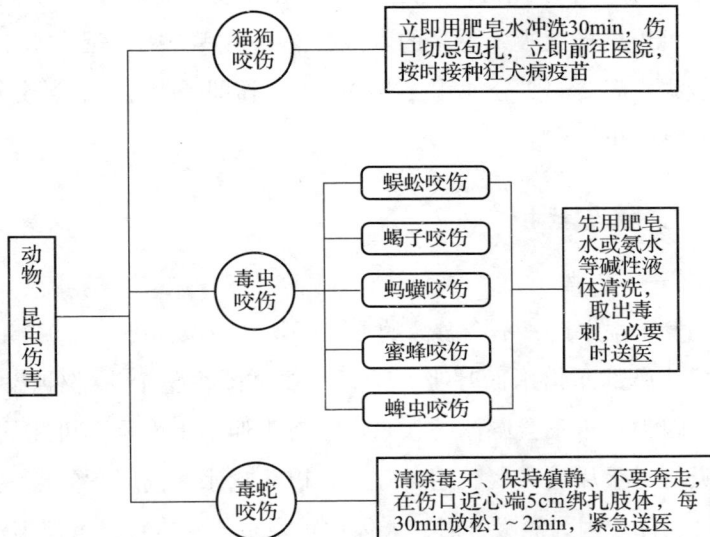

图 7-5　动物、昆虫伤害院外急救流程

第四节　淹　溺

　　淹溺亦称溺水，是指人体淹没于水中，由于流体进入呼吸道及肺泡，或反射性喉头、气管、支气管痉挛，导致换气功能障碍，发生窒息、缺氧，并处于临床死亡状态。另外，泥沙等异物堵塞鼻腔、口腔，也可造成窒息。溺水者如果未能得到及时抢救，则进入生物学死亡，即溺死，无可挽救。所以，现场急救必须争分夺秒。

　　溺水是有其过程的。通常，人体沉入水中后，沉浮的次数因人而异，身体下沉后不久，会因自然浮力又上升到水面。当溺水者呼救并挣扎时，气道会因吸入水液发生呛咳，几经挣扎、沉浮，导致吸入更多的水液，然后精疲力竭，沉入水中，一般溺水者 2～3 分钟就会丧失意识，随即呼吸停止，数分钟后心跳停止。

一、自救与救护

（一）自救

发生溺水后，不会游泳的人除呼救外应取仰卧位，头部向后，使鼻部露出水面呼吸。千万不要试图将整个头部伸出水面，因为对于不会游泳的人来说，将头伸出水面是不可能的。呼吸时尽量用嘴吸气、用鼻呼气，以防呛水，同时呼气要浅，吸气要深。因为深吸气时，人体比重降至比水略轻，可浮出水面，此时千万不要慌张，不要将手臂上举乱扑动，以免使身体下沉更快。会游泳的人如果发生小腿抽筋，要保持镇静。采取仰泳位，用手将抽筋腿的脚趾向脚背侧弯曲，可使痉挛减轻或消除，然后慢慢游向岸边。若是手指抽筋，则可握拳，然后用力张开，迅速反复多做几次，直到抽筋消除为止。

（二）他救

发现有溺水者，立即大声呼叫，请求支援。若未学过水中救生技术，不可贸然入水救人。对神志丧失的落水者，如果急救者学过水中救生技术，可以游过去使其面朝上救至岸上，但要注意水流是否太急。如果水很深，可以找一条船去救落水者。如果此时周围没有船，只有游泳技术很好的急救者才可以游过去将溺水者面朝上救助上岸。若溺水者离岸不远，则可用竹竿、木棍等从岸上施救，这是最安全有效的方法，或对溺水者抛掷救生圈、救生带、绳子等救生用品，以使其获救。若溺水者在水深及胸或以下且离岸不远时，则可由 3 ～ 5 人用手拉手的人链方式施救。

二、溺水的现场急救

（一）迅速将溺水者救离水中
应迅速将溺水者救离水中，安置在安全的地方。

（二）对呼吸、心跳已停止者，立即进行心肺复苏
1. 首先检查口鼻内是否有异物，若有异物迅速清理。

2. 其次开放气道，然后立即连续做 2 次口对口吹气，后做 30 次胸外心脏按压，再按 2∶30 进行重复操作，即每吹 2 次气做 30 次胸外心脏按压，直至救护车到达。

（三）同时拨打 120 急救电话

三、注意事项

溺水抢救时一律不控水。有些溺水者早期因喉头痉挛、声门闭锁而没有吸入水液。即使溺水者通过呼吸道吸入水液，这些水液也已经进入血液循环。控水容易引起溺水者胃内容物反流和误吸，反而会阻塞气道。还可能导致肺部感染。控水还会延误心肺复苏的时间，使溺水者丧失最佳复苏时机。

四、溺水的预防

1. 不会游泳者不要逞能。

2. 乘船或上下船应注意安全，防止跌入河中。

3. 水汛时应注意安全，防止发生意外。

4. 在乘船时要做好防护措施。

5. 下水前做热身运动防止手脚抽筋而溺水。

6. 不要在水里待的时间过长。

7. 不要到水草多的地方游泳。

淹溺的院外急救流程见图 7-6。

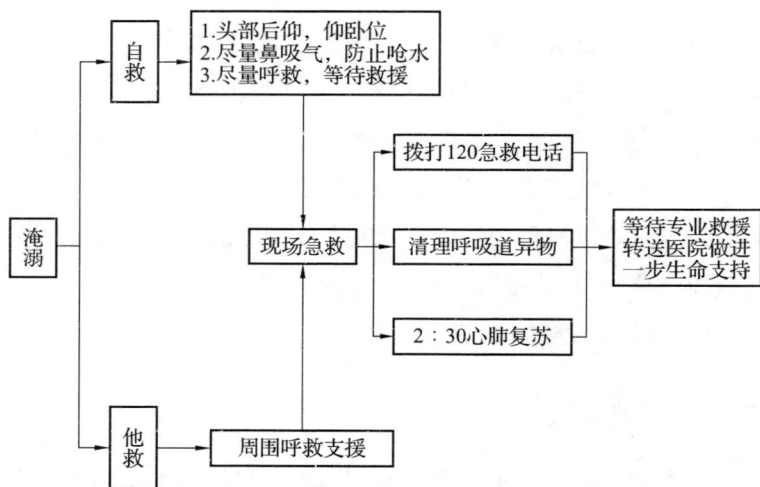

图 7-6　淹溺院外急救流程

第五节　踩　踏

一、踩踏事故的预防

（一）提高安全防范意识

在参加任何公众活动时，尽量避开人多拥挤的地方。进入场地后先注意安全出口标识并找到安全出口，以便发生危险后可以有目标地脱险。

（二）预防踩踏的姿势

若身不由己卷入混乱人群，应注意和大多数人的前进方向保持一致，不要逆行。左手握拳，右手握住左手手腕，做到双肘与双肩平行。稍微弯下腰，双肘在胸前形成牢固而稳定的三角保护区，低姿前进即可。如此形成一定的空间，避免胸部受到挤压，以保证呼吸顺畅，避免拥挤时造成窒息晕倒。一旦被挤倒在地，应设法让身体靠近墙根或其他支撑物，把身体蜷成虾状，双手抱住头部，双手臂护住脑、腹部，以保护身体的重要器官，并努力张大嘴呼吸，力争尽早爬起来。

（三）踩踏发生时的应急应变

当发现人群涌向自己行走的方向时，要保持镇静不要慌。不要乱喊叫或推搡他人，以免发生混乱。遇到人群涌向自己，马上避到一旁避免摔倒，如有坚固物体也可紧紧抱住。切记不要尾随或加入人群，也不要逆着人流前进。发现有人突然摔倒时，马上停止前进，同时大声呼喊告知后面的人不要向前靠近。

二、踩踏事故的急救

1. 如果出现拥挤踩踏的现象，应及时联系外援，寻求帮助。立即拨打110或120等，等待救援。

2. 在医务人员到达现场前，抓紧时间用科学的方法开展自救和互救。

3. 在救治中，要遵循先救重伤者的原则。判断伤势的依据：神志不清、呼之不应者伤势较重；脉搏急促而乏力者伤势较重；血压下降、瞳孔放大者伤势较重；有明显外伤，血流不止者伤势较重。

4.当发现伤者呼吸、心跳停止时，应及时采取心肺复苏和人工呼吸，同时拨打急救电话。

第六节　触电（电击伤）

触电，即电击伤，指一定量的电流通过人体，导致全身性或局部性损伤与功能障碍，重者当即心脏骤停。电流越大、电压越高、电阻越低、触电时间越长，人体受到的损伤也越大。

触电包括交流电和雷电击伤，损伤包括外损伤和内损伤。触电可造成体表入口和出口伤，均由电能通过身体产生的热能所致。由于家用电器、教学用电器的广泛使用，加上部分人缺乏安全用电知识，因此触电事故时有发生。

一、触电的判断

（一）轻型触电

触电后当即出现局部麻痛、头晕、心悸、四肢无力、惊恐呆滞等症状，最轻者仅有局部一过性的麻痛。触电部位起水疱，组织破坏，损伤严重的皮肤烧焦，甚至骨折，肌肉、肌腱断裂。

（二）重型触电

触电后当即昏迷、身体强直、抽搐、心律失常、休克、呼吸抑制，甚至心脏骤停。也可能出现当时症状较轻，而后突然加重，出现心脏骤停在内的迟发性反应。特别要注意识别触电后患者是处于心跳、呼吸极其微弱的假死状态，还是心跳、呼吸确已停止。另外，不要把触电后的身体强直误认为是尸僵而放弃抢救。

（三）电灼伤

触电后还可能出现电灼伤，轻者仅见皮肤烧伤，可引起血管破裂出血，形成血栓。当被高压电击伤时，则可引起内脏破裂。重者皮肤灼伤面积大，并可深入肌肉、骨骼，电流入口处比电流出口处皮肤烧伤严重，出现黑色炭化。

（四）触电导致的其他损伤

触电还可致人跌倒，若伤者人从高处坠落，可造成颅脑、胸腹部、脊柱脊髓、四肢、内脏损伤等。头部电击伤可引起白内障、视神经萎缩、脉络膜炎、视网膜炎等。在强烈的电弧刺激下，眼睛可能受伤，造成电光性眼炎，有时需要数日才能恢复视力。

二、触电的表现

（一）局部表现

于接触电源及电流穿出部位可见"入电口"与"出电口"。入电口处的皮肤被电火花烧伤呈焦黄色或灰褐色，重则炭化，且损伤部位较深，有时可达肌肉、骨骼。如电击伤同时伴有高温电弧闪光或电火花烧伤，周围皮肤可伴较广泛的热烧伤。损伤部焦痂经 2～3 周开始脱落，可继发出血和感染。

（二）全身表现

因电弧的种类、电压高低和接触时间的长短而不同，重者有休克、昏迷、肌肉强直、呼吸停止、心室颤动和心跳停止。

三、触电的急救

（一）立即使触电者脱离带电体

人体触电以后，由于痉挛或失去知觉，不能自行摆脱带电体。这时，使触电者尽快摆脱电源是实施救助行动的首要措施。

1. 如果触电位置距离电源开关或电源插头较近，可立即拉闸断电或拔出插头，断开电源。

2. 如果触电位置距离电源开关或电源插头较远，可用干木棒或干竹竿等不导电的物体断开电源，或用干木板等绝缘物插到触电者身下，隔断电流。但应注意到，拉线开关与平开关只能控制一根线，有可能只切断零线，而没有断开电源。

3. 当电线搭落或压在触电者身上，可用绝缘物（干燥木棍、塑料、橡胶制品、书本等）拉开电线，使触电者脱离电源。

4. 如果触电者的衣服是干燥的，又没有紧缠在身上，可以用一只手抓住他的衣服，将其拉离电源。但因触电者的身体是带电的，其鞋的绝缘性能也可能已被破坏，所以急救者不可直接接触触电者的皮肤，也不能抓他的鞋。有时触电者跌倒在潮湿的地方，急救者需穿上胶底鞋或站在干燥的木板上进行救护。

5.当触电者触动高压电时，急救者应立即戴上绝缘手套，穿上绝缘靴用相应电压等级的绝缘工具按顺序断开开关。

（二）立即进行心肺复苏

如触电者已发生心脏骤停，急救者应立即进行心肺复苏和人工呼吸，同时拨打急救电话。触电者恢复心跳以后，不要随意搬动，以防心室再次发生颤动，应等专业急救人员到达或触电者完全清醒后再予以搬动。

（三）其他特殊处理

对于电灼伤、出血、骨折等问题，需进行止血、包扎、骨折固定等处理。即使触电者仅感觉头晕、心慌、全身无力等，也应立即拨打急救电话，及时将其送往医院观察，以防24～48小时内出现包括心脏骤停在内的迟发性反应。

四、触电的预防

1.雷雨天不在室外走动或大树下避雨，拿掉身上的金属，蹲下防雷击。关闭电视、收音机，拔掉天线。

2.打雷时远离电灯、电源，不靠近柱和墙壁，以防引起感应电。

3.在高楼须快入室内，在高山应下山，下水游泳应尽快上岸。

4.关好门窗、家电、电视机及电门。

5.在室外者感到头发竖立，皮肤刺痛，肌肉发抖，即有将被闪电击中的危险，应立即卧倒在原地，可避免雷击。

6.普及安全用电知识，安装和维修电器、电线时按规程操作，千万不要在电线上挂吊衣物等。

触电院外急救流程见图 7-7。

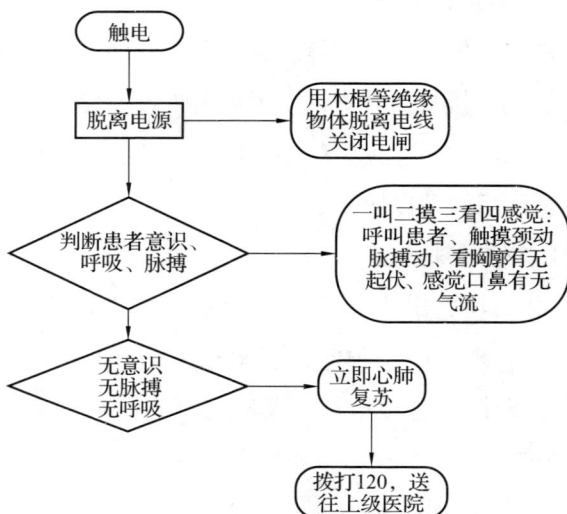

图 7-7　触电院外急救流程

第八章 创伤急救

创伤是指机械性致伤因素作用于人体所造成的组织结构完整性的破坏或功能障碍。

由于致伤因素的种类不同，引起机体的损伤程度不同，轻者造成体表损伤，引起疼痛或出血，重者导致功能障碍、残疾，甚至死亡。

第一节 创伤的原因及分类

常见的创伤原因包括交通伤、坠落伤、机械伤、锐器伤、跌撞伤、火器伤等。

创伤可发生在全身，损伤的程度和形式也各异，现场急救中创伤主要分为以下 4 类。

一、开放性创伤

开放性创伤有伤口并伴随出血，细菌可通过开放创面入侵导致感染。如果大血管损伤，出血量大且迅速，需立即止血包扎，否则短时间内可造成失血性休克。

二、闭合性创伤

闭合性创伤指皮肤或黏膜表面完整无伤口，受伤处肿胀青紫，可伴有骨折及内脏损伤，细菌感染机会不大，但很难现场评估实际失血量，容易延误病情。故当伤员受到暴力外伤时，检查处理完可见伤口后，应立即转送医院做进一步全面检查。

三、多发伤

多发伤指同一致伤因素同时或相继造成一个以上部位的严重创伤。多发伤组织、脏器损伤严重，死亡率高。现场急救时要特别注意呼吸、脉搏及脏器损伤的判断，防止遗漏伤情。

四、复合伤

复合伤指由于不同致伤因素同时或相继造成不同性质的损伤，如摔倒后撞倒桌子上的硫酸后引起跌撞伤和化学伤。现场急救时需根据不同创伤的性质采取相应措施。

第二节　创伤现场急救准备

一、创伤现场急救的原则

创伤现场急救的原则是先抢救生命，后保护功能；先重后轻，先急后缓。

（一）尽快脱离危险环境，放置合适体位

如果现场环境危险，需尽快将伤员转运至就近、安全、平坦的环境，避免伤员的二次损伤。

（二）优先抢救生命

首先进行初级评估，评估内容依次为 A、B、C、D、E。A 为气道（airway），评估伤员能否说话、能否正常发音、气道有无梗阻、颈椎有无损伤。B 为呼吸（breathing），评估伤员是否有自主呼吸、呼吸是否正常、胸廓有无起伏、两侧胸廓起伏是否对称，注意判断伤员是否发生气胸。C 为循环功能（circulation effectiveness），评估伤员有无脉搏、脉搏是否正常、外出血情况、毛细血管充盈时间，以及皮肤颜色及湿度、温度等。D 为神志状况（disability），评估伤员是否清醒，对语言、疼痛有无反应等。E 为暴露（exposure），评估伤员时可移除衣物，以评估和识别任何潜在的疾病或损伤症状，注意伤员的保暖和隐私的保护。如果伤员出现心跳呼吸骤停，需立即采取心肺复苏；如果伤员呼吸微弱，需立即判断原因，解除呼吸道梗阻并给予人工呼吸。

（三）控制出血，防止休克

控制明显的外出血是减少现场死亡的重要措施之一。

（四）伤口处理，减少感染

主要为包扎和固定伤口。注意：①不要随意去除伤口内异物和血凝块，避免引起再次出血和损伤。②外露的内脏、断肢、肌肉切勿现场回纳。③有骨折者先临时固定。

（五）安全快速转运

对伤员进行认真检查和初步急救后，必须迅速转送到医院做进一步检查和治疗，转运途中需密切观察伤员的病情变化。

二、急救包

急救包是装有急救药品及消毒的纱布、绷带等的小包，在人们出现意外情况下应急使用的救援物品。根据不同的环境和不同的使用对象，急救包可以分为家用急救包、户外急救包、车用急救包、地震急救包等。

急救包常用物品配置清单如下。

（1）心肺复苏用品（人工呼吸膜）。

（2）清创消毒用品（碘伏棉签、压缩脱脂棉、酒精消毒棉片等）。

（3）止血包扎敷料（创可贴、无菌纱布块、自粘性伤口敷料等）。

（4）止血包扎固定用品（纱布绷带、止血带、三角巾等）。

（5）骨折固定用品（急救夹板）。

（6）辅助用品（医用胶布、急救毯、镊子、剪刀、一次性丁腈手套、医用冰袋、应急手电、救生哨子等）。

三、急救者的自我防护措施

急救者因抢救工作的需要，常常处在意外伤害、突发事件复杂环境的现场，面临中毒、触电、烧伤和传染的可能。急救者的自我防护，一方面指预防对自己的伤害和侵袭，保护自己以救助他人；另一方面指通过个人的防护降低对伤员的伤口感染的可能性，使其免遭二次伤害，保护伤员的生命。

因此，急救者的自我防护在救护工作中十分重要，要自觉做好以下几个方面。

（1）戴上口罩。

（2）戴上一次性手套。

（3）避免被伤员身上或者现场的尖锐物品刺伤。

（4）在接触伤口前，急救者最好戴上塑胶手套，有条件时还可穿上塑胶围裙、戴上护目镜，防止接触伤者的血液或体液，并避免体液溅入眼睛。在进行人工呼吸时，使用人工呼吸膜、面罩、气囊及面罩复苏器等以减少与伤者的口对口接触。

（5）在处理伤员后，使用肥皂水清洁双手并清洗急救用品。

第三节　伤口处理

一、开放性创伤处理

（一）伤口判断

通过对外伤伤口的检查，鉴定创伤的种类，如擦伤、撕裂伤、切割伤、截断伤、刺伤。观察创伤的程度，如伤口深、出血多，可能有血管损伤；胸部伤口可能有气胸，腹部伤口可能有肝、脾或胃肠损伤，肢体畸形可能有骨折，异物扎入人体可能损伤大血管或重要脏器。

（二）操作要点

1.尽可能带上医用手套，如无，用敷料、洁净布片、塑料袋、餐巾纸为隔绝层。

2.脱去或剪开衣服，暴露伤口，检查伤口的部位。

3.用敷料覆盖伤口，使嵌入异物保持原位。

4.用妥善的方法止血、包扎。

5.如必须用裸露的手处理伤口，在结束后，须用肥皂水冲洗双手。

（三）一般伤口

无嵌入性异物、不伴随血管神经损伤的浅表一般伤口，止血难度较低。现场有条件时，用生理盐水冲刷伤口后，伤口周围皮肤用 75% 酒精消毒（注意不要让酒精进入伤口），然后用无菌敷料包扎。

如现场无条件，则就地取材。伤口可用洁净布料、毛巾、衣物等压迫，快速转送到医院进行清创。

（四）头部伤口

头皮血管丰富，头部伤口易出血，常伴有颅骨骨折和颅脑损伤。

1. 头部伤口需立即用无菌敷料或洁净布料压迫止血，用尼龙网套固定敷料包扎。

2. 如有耳、鼻漏液说明有颅底骨折，这时禁止堵塞耳道和鼻孔，以防颅内感染及颅内压力增高；现场如有条件，先用无菌敷料擦净耳、鼻周围的血迹及污染物，用酒精消毒；如无上述物品，可用清洁的毛巾、纸巾等将耳朵、鼻孔周围擦拭干净。

（五）手指断离伤

1. 立刻掐住伤指根部两侧，防止出血过多。

2. 然后用回返包扎法包扎手指残端，不要用绳索、布条捆扎手指，以免加重手指损伤或造成手指缺血坏死。

3. 断离的手指要用洁净物品，如手帕、毛巾等包好，外套塑料袋或装入小瓶中。

4. 将装有断离手指的塑料袋或小瓶放入装有冰块的容器中，无冰块可用冰棍代替。不要将断离手指直接放入水中或冰中，以免影响手指再植成活率。

（六）肢体断离伤

严重创伤，如车祸、机器碾轧伤等可造成肢体断离，伤员伤势重。

1. 首先利用止血带止血。

2. 多半肢体断离伤组织碾挫较重，容易形成血栓，出血并非呈喷射性，这时，进行残端加压包扎即可；如果出血多，呈喷射性，先用指压止血，然后用止血带包扎。

3. 断离的肢体要用布料包好，外面套一层塑料袋，放在另一装满冰块或冰棍的塑料袋中保留。

4. 如果断离的肢体尚有部分组织相连，则直接包扎，并按骨折固定法进行固定。

5. 如有大的骨块脱出，应同时包好，一起送医院，不能抛弃。

（七）开放性气胸

严重创伤或刀扎伤等可造成胸部开放伤，伤口与胸膜腔相通。伤员感觉呼吸困难，伤口伴随呼吸可有气流声发出。

1. 立刻用纱布或清洁敷料压在伤口上。

2. 用胶布将敷料固定，将伤侧手臂抬高。

3. 用三角巾折成宽带绕胸固定于健侧打结，或用四条四指宽带绕胸固定于健侧分别打结。

4. 伤员取半卧位。

（八）腹部内脏脱出

发现腹部有内脏脱出，不要将脱出物送回腹腔，免得引起腹腔感染。

1. 立刻用大块敷料覆盖伤口。

2. 用三角巾作环行圈，圈的大小以能将腹内脱出物环套为宜，将环行圈环套脱出物，然后用饭碗或茶缸将环行圈一并扣住。

3. 三角巾腹部包扎。

4. 伤员平卧，双腿屈曲，使用脊柱板搬运。

（九）伴有大血管损伤的伤口

严重创伤、刀砍伤等造成大血管断裂，出血多，易造成出血性休克，伤口远心端脉搏搏动消失。伤者脸色苍白、身体发凉，伤口内可见血管断端喷血，肌肉断裂外露。

1. 用手指找到伤口上方（或近心端）的血管搏动处，然后压紧血管，利用手指压迫止血。

2. 快速用纱布压迫伤口止血，如伤口深而大，用纱布填塞压实止血，放置纱布范围要大，高出伤口 5 ~ 10cm，这样才能有效止血。

3. 用绷带加压包扎。

4. 如肢体出血仍旧不止，立即使用止血带。

（十）伤口异物

若伤口不深，则先消除异物，然后包扎伤口。如异物为尖刀、钢筋、木棍、尖石块，扎入伤口深部，不要轻易消除，否则容易引起大出血及神经损伤。这时应维持异物原位不动，待转入医院后处理。

1. 敷料上剪洞，套过异物，置于伤口上。

2. 然后用敷料卷圈放在异物两侧，将异物固定。

3. 用敷料或三角巾包扎。

（十一）注意事项

1. 现场不要对伤口进行清创。

2. 在伤口的表面不要涂抹任何药物。

3. 密切察看伤员的意识、呼吸、循环体征。

二、闭合性创伤处理

闭合性软组织损伤是指受伤区皮肤完整，皮内受伤的组织与外界不通，损伤引起病理改变的组织发生在皮内。常见类型有挫伤、扭伤、拉伤。在体育锻炼或训练过程中，尤其是在比赛过程中，掌握一些常见运动性损伤的紧急处理方法，可减轻伤痛、减少后遗症。

（一）冷敷

受伤后立即用冰袋、冰块敷压或冷水浸淋 30 ～ 60 分钟，使局部血管发生暂时性收缩；也可用云南白药喷雾剂局部喷射，以防止和减少损伤软组织的内出血和渗出性水肿。48 小时内，绝对禁止使用热敷疗法。

（二）患部加压包扎

包扎时绷带缠绕的方向要与受伤动作的方向相反。关节部损伤则用"8"字形绷带加压包扎。患肢取抬高位休息。

（三）重症软组织伤病

比较严重的断裂伤，要用木板或石膏托固定，送往医院处理。

三、特殊部位创伤处理

（一）牙齿意外脱落

剧烈的运动或者一些意外事故，都可能让牙齿意外折断脱落。成年人的牙齿脱落后，重新生长的可能性极低，如不重新种植牙齿，会影响形象和生活。一般来说，原来健康的牙齿在意外中摔脱出来后，可以经医生做适当处理后重新植入牙床。若牙齿意外脱落后没有采取科学的临时处理措施，可能会加大植入牙床的难度，甚至导致失败。

1. 牙齿一旦被撞脱，除了应尽快就医外，在送医院的过程中，不能让牙齿干燥和脱水。

2. 如果牙齿撞脱后已落地污染，应先用自来水冲洗干净，再用生理盐水或牛奶浸泡，或将牙齿含在自己舌下。

3. 口腔内失牙区的伤口，用两块消毒棉卷咬紧止血。

4. 若牙齿撞脱后掉在口腔内的，则可立即将其插回原位，再到医院做进一步处理。

（二）眼外伤

眼睛是人体的暴露器官之一，意外伤害发生概率较大。眼睛受到钝性外力撞击，轻者眼部疼痛、畏光、流泪、眼睛红肿；重者视物模糊，看不清东西或复视，甚至失明，并伴有头痛、头晕等。物体穿破眼球壁引起穿透性损伤，可能产生失明等严重后果。

1. 轻者 24 小时内可冷敷，最好隔层纱布或薄毛巾用冰袋敷在肿胀处，以免冻伤皮肤，每次使用不能超过 30 分钟，可起到止血、镇痛的作用。如有伤口需用碘伏消毒，伤口避免沾水。24 小时后热敷起到消肿、消炎镇痛的作用。

2. 用氯霉素或利福平眼药水等在眼部滴注，预防感染。

3. 如果角膜轻微擦伤，可选用红霉素眼膏或金霉素眼膏涂抹，并包扎患眼。

4.如果伤情较重，发生眼球出血、胀痛、瞳孔散大或变形、眼内容物脱出、视物模糊等症状时，帮助伤员平躺，尽可能扶住头部。告诉伤员保持两眼不动，没受伤眼睛的转动也会带动受伤眼睛的转动，可能使损伤进一步加重。用无菌敷料或干净纱布垫捂住受伤的眼睛。如果要隔一段时间才能得到医疗人员救治，用绷带扎紧敷料。送医院抢救途中要避免颠簸以防加重伤势。

5.角膜创伤和玻璃体混浊是眼睛外部损伤最易造成的后果，其创伤前期感觉不明显，病变有可能发生在后期，必须由专业医生检查和指导用药。

6.尖锐物体意外刺入眼内或小碎块高速弹入眼内发生眼球穿通伤，在眼部用消毒纱布或用干净手帕敷盖，避免加压，可用冰袋或冷毛巾冷敷面部帮助止血，然后立即送医院急救，途中要避免颠簸以防加重伤势。

第四节 创伤急救四大基本技术

针对各种伤害，主要有四项现场创伤急救技术：止血、包扎、固定、搬运。熟练掌握创伤急救基本技术，往往可以使患者转危为安，降低并发症和后遗症的发生概率，具有非常重要的意义。现场救护的原则是先重后轻，先急后缓，先止血后包扎，先固定后搬运，还可以同步进行其他必要的紧急处理，如抗休克、对症处理，为挽救生命和后续救治赢得时间、创造条件。

一、止血

血液是维持生命活动的重要物质，成人全身总血量占自身体重的 7%～8%，体重 60kg 的成年人身体内的血液总量为 4200～4800mL。当患者的出血量达到全身总血量的 20% 时，就会休克；当患者的出血量达到全身总血量的 40% 时，则会危及生命。

急性大出血是人体受伤后早期致死的主要原因。出血的危险程度不仅与破损血管的口径有关，还与出血的速度成正比。例如，心脏、胸主动脉、腹主动脉、颈动脉、锁骨下动脉、肱动脉及股动脉等大血管破裂出血，往往出血量比较大，伤者常常等不到被送往医院就会于数分钟内在现场死亡。中等口径的血管破裂出血，也可迅速导致伤者休克而危及生命。因此，在现场采取及时有效的止血措施是挽救伤者生命的首要环节。

（一）出血的类型

按损伤的血管分类

1. 动脉出血：颜色鲜红，血液从近端伤口呈搏动性喷射而出，危险性大。

2. 静脉出血：颜色暗红，血液从伤口持续涌出，比动脉破裂出血危险性小，但大静脉断裂同样十分危险。

3. 毛细血管出血：颜色鲜红，血液从创面呈点状或片状渗出，几乎无危险性。

按出血的部位分类

1. 外出血：受伤后，血液通过破损的皮肤、黏膜流至体外，可从体表见到流出的血液，极易识别。

2. 内出血：深部组织、器官损伤，血液从破裂的血管流入组织、器官的间隙或体腔内，或经气道、消化道、尿道排出，体表见不到流出的血液，如颅内血肿、肝脾破裂等。

3. 皮下出血：外界暴力作用于身体，使血液从破损的血管内渗到血管外面，皮肤、黏膜并未破损，身体表面见不到血液，但可以看到皮肤呈青紫色。如果皮下出血伴有皮肤显著的隆起，则被称为"血肿"。

（二）止血材料

止血材料主要有常用无菌敷料、创可贴、橡皮止血带等，如遇紧急情况，也可就地取材，如三角巾、毛巾、手绢、床单、被罩、窗帘、桌布等，都可以用来止血。

（三）常用止血方法

常用止血方法包括指压止血法、加压包扎止血法、止血带止血法等。

1. 直接压迫伤口止血：在伤口处覆盖敷料、手帕等，以手指或手掌直接用力压迫，一般数分钟后，出血即可以停止，然后加压包扎。这种止血方法是现场急救中应用最多、最易掌握、最快捷、最有效的方法（图 8-1）。

2. 加压包扎止血法：在伤口覆盖较厚敷料后，用绷带或三角巾等适当增加压力包扎。包扎完毕，数分钟后，对照观察两侧肢体末端，如果伤侧远心端出现青紫、肿胀，则说明包扎过紧，

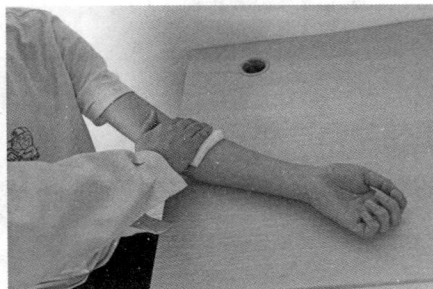

图 8-1 直接压迫止血

应重新调整松紧度。

3. 止血带止血法：止血带止血法是四肢大动脉破裂导致大出血时的重要急救方法。

（1）绞紧止血法：可根据当时的情况就便取材，如三角巾、围巾、领带、衣服、床单、窗帘等，将止血材料折叠成约四指宽的平整条带状作为止血带。先将止血带中点放在上臂的上三分之一处，平整地将止血带的两端向后环绕一周作为衬垫，并在下面交叉。交叉后再向前环绕一周，并打一活结；将一绞棒（铅笔、筷子、勺子等均可）插入活结下面，然后旋转绞棒，至远心端动脉搏动消失；再将绞棒的另一端插入活结套内，将活结拉紧；最后将条带两端环绕到对侧打结即可（图8-2～图8-4）。

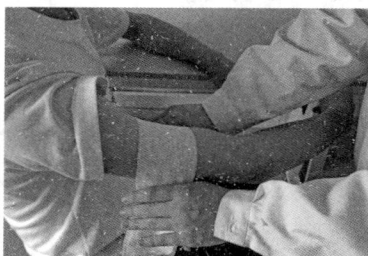

图 8-2　绞紧止血（1）　　图 8-3　绞紧止血（2）

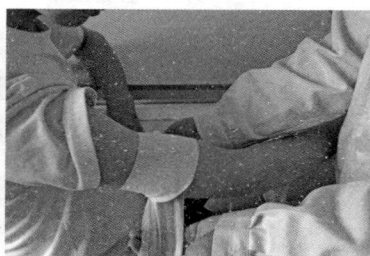

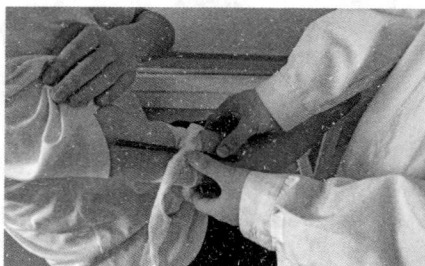

图 8-4　绞紧止血（3）

（2）橡皮止血带止血法：橡皮止血带，如橡胶管、听诊器胶管等，弹性好，易使血管闭塞。但过细的橡胶管易造成局部组织损伤。操作时，先在准备结扎的部位加好衬垫，以一手的拇指与食指、中指拿好止血带一端 5 ～ 10cm 处，另一手拉紧止血带，压住止血带的起始端；再缠绕一周，用食指、中指夹住止血带的末端，并向下拉出；最后将止血带末端穿入结内拉紧，使之不会脱落。

在使用止血带时应注意以下事项。

①止血带不要直接结扎在皮肤上，应先用三角巾、毛巾或衣服等做成平整的衬垫垫好，再结扎止血带。

②结扎止血带的部位应在伤口的近端。上肢结扎在上臂的上 1/3 段，避免结扎在中 1/3 以下，以防损伤桡神经；下肢结扎在大腿中段至大腿根部之间的部位。

③止血带松紧要适度，以停止出血或远心端动脉搏动消失为准。过紧可造成局部神经、血管、肌肉等组织的损伤；过松往往只压迫住静脉，使静脉血液回流受阻，而动脉血流却未被阻断，形成有动脉出血而无静脉回流的现象，这样反而使有效循环的血量更少，进而导致休克或加重休克，甚至危及生命。

④禁用无弹性的铁丝、电线和绳子等做止血带。

（四）止血注意事项

1. 暴露伤口：脱去或剪开伤者的衣物，暴露伤口，检查出血部位。根据伤者的出血部位和出血量，采取不同的止血方法。

2. 压迫止血要谨慎：对嵌有异物或骨折端外露的伤口，不要采取直接压迫止血法。

3. 加盖敷料： 不要去除血液浸透的敷料，而应在其上面加盖敷料后继续直接压迫止血。

4. 做好自我防护： 处理伤口时，急救者尽量戴医用手套。如果没有医用手套，则必须用肥皂彻底清洗双手，也可用塑料袋等替代手套。

二、包扎

包扎是外伤现场急救的重要措施之一。及时正确的包扎可以达到压迫止血、保护伤口、避免再损伤与再污染、固定敷料与夹板、减轻痛苦和给予心理安慰的目的。

（一）常用的包扎材料

①绷带：绷带有不同的长宽规格，可以根据伤者的身材、伤口的部位与范围等具体情况进行选择。

②三角巾（图 8-5）：制式三角巾是一个顶角为 90° 的等腰三角形，底边长 130cm，两侧边各 85cm，高 65cm，顶角带长 45cm。也可以将一块边长 85 ~ 100cm 的正方形普通白布或纱布沿对角线剪开，使之成为两块三角巾。如果再将三角巾对折剪开，可以分成两块小三角巾。如果将三角巾的顶角折到底边中央偏左或偏右侧，就成了燕尾巾，夹角大小可根据实际包扎需要而定。

③就便取材：如无专用包扎材料，则可就便取材，如干净毛巾、围巾、衣服、床单、被单、窗帘等。

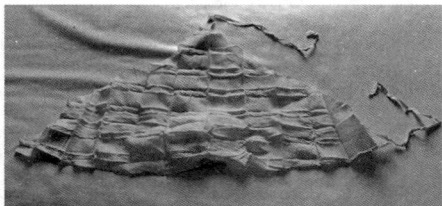

图 8-5　三角巾

（二）绷带的包扎方法

①环形包扎法：用绷带进行环形缠绕，第一圈缠绕稍呈斜形放于伤口处，缠绕第二周后，将第一周斜出的一角反折，再缠绕第三、四周，将斜角压住，然后继续缠绕，每一周压住前一周。此法主要用于包扎腕部、踝部、颈部、额部及身体其他粗细均匀的部位，是最基础的包扎方法（图8-6）。

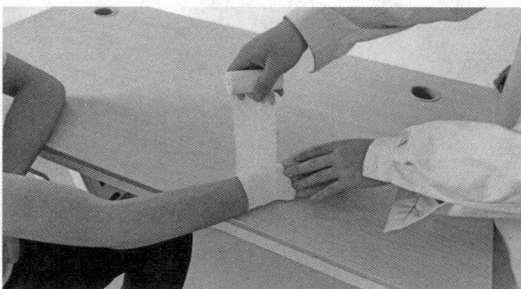

图8-6 环形包扎

②螺旋包扎法：包扎时先按环形包扎法包扎两三周后，再斜行螺旋向上继续缠绕，每周压前一周约三分之二处。此法主要用于包扎四肢（图8-7）。

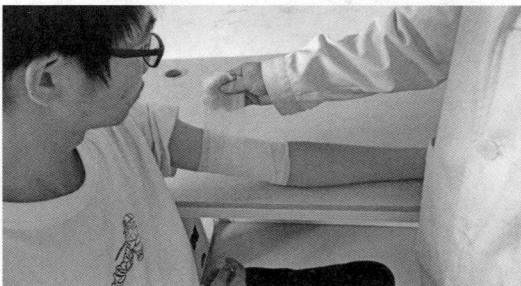

图8-7 螺旋包扎

③螺旋反折包扎法：先按环形包扎法固定起始端，再按螺旋包扎法包扎，不同的是每缠绕一周需将绷带反折一次。反折时，以一手拇指压住绷带正中处，另一手将绷带向下反折，以此重复。此法主要用于包扎前臂、小腿等粗细不等的部位（图8-8）。

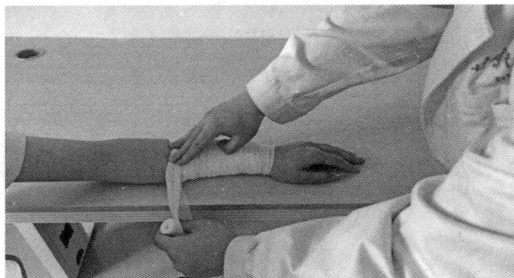

图8-8　螺旋反折包扎

④"8"字包扎法：在关节弯曲的上、下两方，先将绷带由下向上缠绕，再由上而下呈"8"字来回缠绕。此法主要用于包扎手、腕、肘、膝、足、踝、肩、髋等关节部位，以及手、足部损伤（图8-9）。

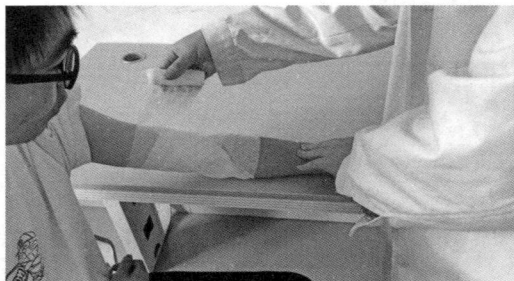

图8-9　"8"字包扎

⑤回返包扎法：先做环形包扎，再将绷带来回反折。第一

道先在中央，然后每道再分别向左右来回反折，直至伤口全部被覆盖后再进行环形包扎，以压住所有的绷带反折处。此法适用于头部及肢体残端的包扎。

⑥使用绷带包扎时的注意事项：绷带内侧面朝上；包扎四肢由内至外、由下而上；松紧适度；起始端及结尾重复两圈固定；露出肢体末端，以便观察血液循环；绷带收尾于外侧。绷带包扎法一般用于肢体和关节受伤时，固定敷料或夹板及加压止血等。

（三）三角巾的包扎方法

三角巾包扎法主要用于包扎、悬吊受伤肢体、固定敷料、固定骨折等。在现场急救中，三角巾包扎方法最常用、最快捷、最方便，师生学会以后，可以自行处理生活中的许多小伤。

1. 头顶帽式包扎法：急救者站在患者身后，将三角巾的顶角对正后正中线（图 8–10）；底边向内折叠约两指宽，置于前额齐眉处，将两侧底角分别经两耳上方拉向枕部，在枕骨粗隆下方交叉、压紧顶角（图 8–11），再绕到前额，在前额打结；然后拉紧顶角，将其折叠并塞入两底角交叉处（图 8–12、图8–13）。

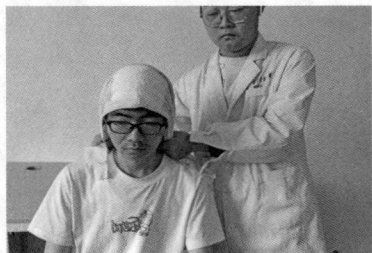

图 8–10　头顶帽式包扎（1）

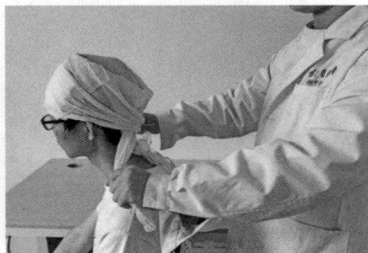

图 8–11　头顶帽式包扎（2）

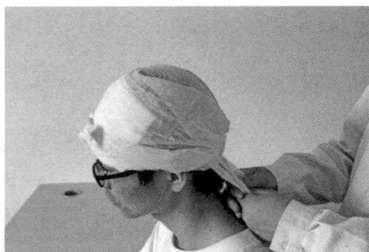

图 8-12　头顶帽式包扎（3）

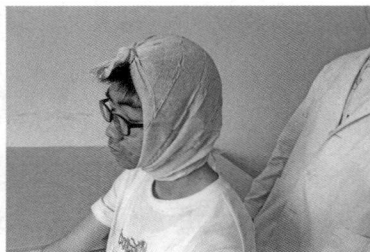

图 8-13　头顶帽式包扎（4）

2. 风帽式头部包扎法：将三角巾顶角和底边中央各打一结（图 8-14），成风帽状（图 8-15）。顶角放于额前，底边结放在后脑勺下方，包住头部（图 8-16），两角往面部拉紧并向外反折包绕下颌（图 8-17）。

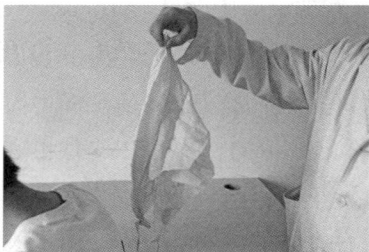

图 8-14　风帽式头部包扎（1）

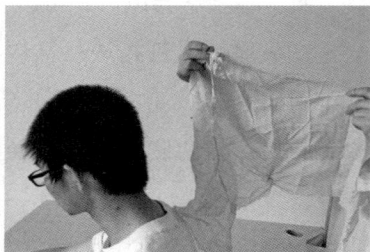

图 8-15　风帽式头部包扎（2）

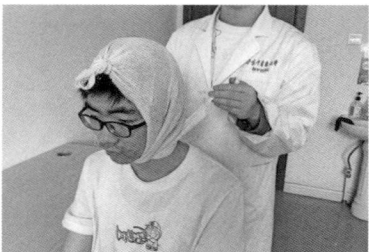

图 8-16　风帽式头部包扎（3）

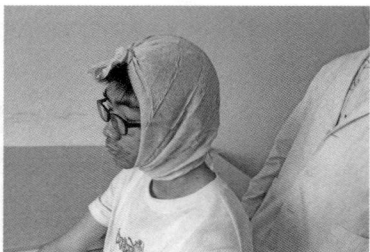

图 8-17　风帽式头部包扎（4）

3. 面具式包扎法： 急救者站在伤者身后，将三角巾顶角处打一结（图 8-18），套住颏部、下颌；分别提起两侧底角与底边，压紧底边（图 8-19）；再绕到前额处打结。包扎后分别将双眼及口鼻处三角巾提起（图 8-20），剪开小洞，暴露双眼和口鼻（图 8-21）。

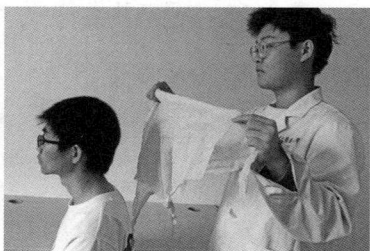

图 8-18　面具式包扎（1）

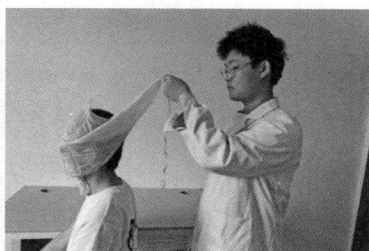

图 8-19　面具式包扎（2）

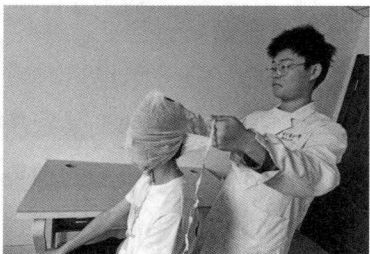

图 8-20　面具式包扎（3）

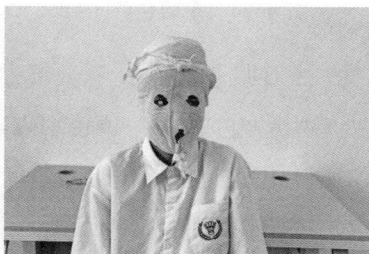

图 8-21　面具式包扎（4）

4. 单眼包扎法： 将三角巾折成三指宽的带形，三分之一处盖住伤眼（图 8-22），其余三分之二从耳下端反折绕向健侧眼（图 8-23），在健侧眼上方前额处反折至健侧耳下再反折（图 8-24）转向伤侧耳上方打结固定（图 8-25）。

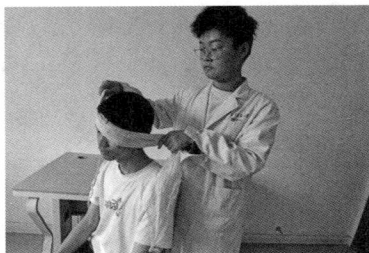

图 8-22　单眼包扎（1）

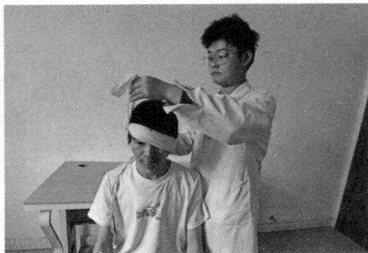

图 8-23　单眼包扎（2）

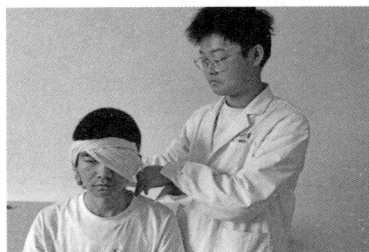

图 8-24　单眼包扎（3）

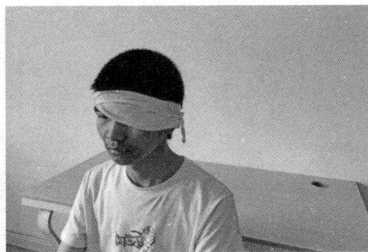

图 8-25　单眼包扎（4）

5. 双眼包扎法：急救者站在患者身后，将三角巾折叠成 3～4 指宽的条带，条带中点放在枕部下方，条带两端分别从两侧耳下绕至两眼部交叉，包住双眼（图 8-26）；条带两端再分别经两耳上方拉向枕部打结（图 8-27）。

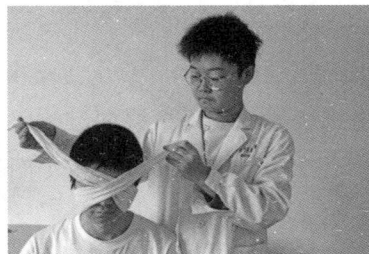

图 8-26　双眼包扎（1）

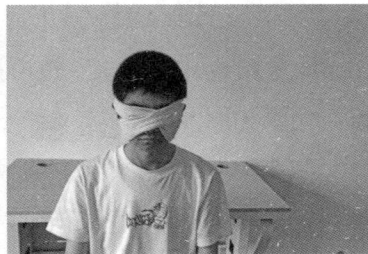

图 8-27　双眼包扎（2）

6. 颈部包扎法：让患者将健侧手臂上举抱住头部，再将三角巾折叠成带状，中段压紧覆盖的纱布，两端在健侧手臂根部打结固定（图 8–28）。

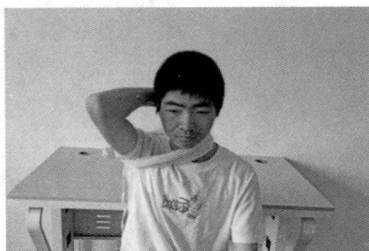

图 8–28　颈部包扎

7. 单肩包扎法：先将燕尾巾放在患者肩部，两侧燕尾底边角包绕上臂上部并打结，再围绕燕尾底边固定（图 8–29 ～ 图 8–35）。

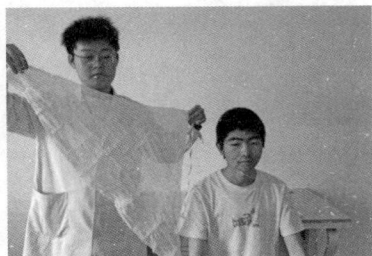

图 8–29　单肩包扎（1）

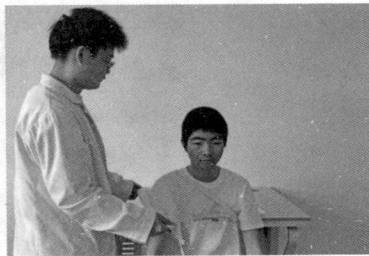

图 8–30　单肩包扎（2）

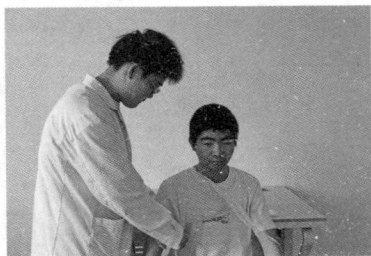

图 8–31　单肩包扎（3）

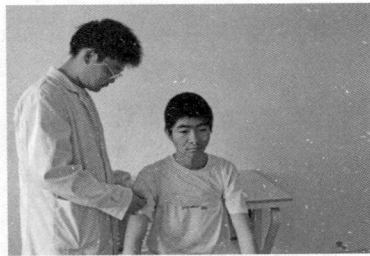

图 8–32　单肩包扎（4）

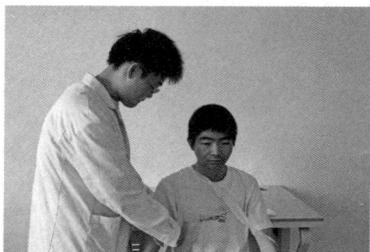

图 8-33　单肩包扎（5）

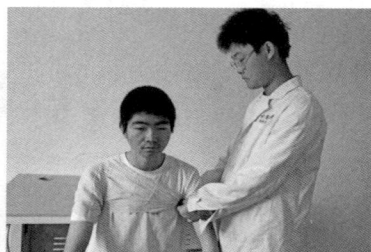

图 8-34　单肩包扎（6）

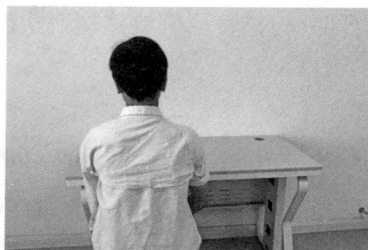

图 8-35　单肩包扎（7）

8. 双肩包扎法：急救者站在患者一侧，将三角巾折叠成燕尾状，使两燕尾角等大（图 8-36）。夹角向上对准颈部后面正中，两燕尾分别覆盖在两肩上（图 8-37），燕尾角由前向背后分别包住两侧肩部（图 8-38），至两侧腋下与底边相遇打结（图 8-39）。

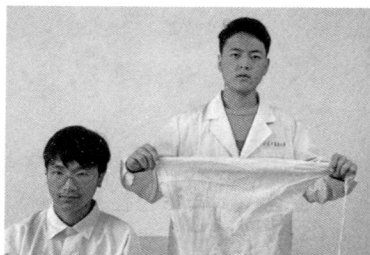

图 8-36　双肩包扎（1）

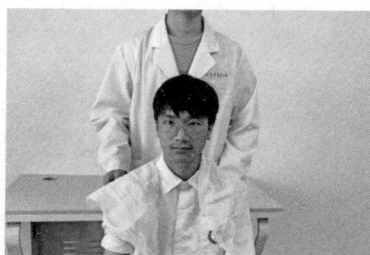

图 8-37　双肩包扎（2）

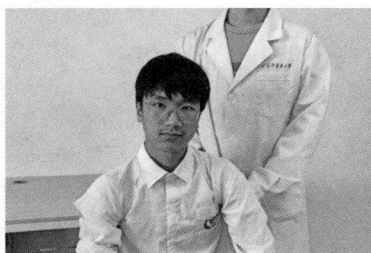

图 8-38 双肩包扎（3）

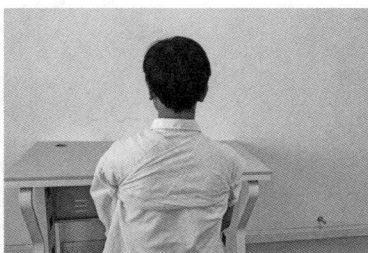

图 8-39 双肩包扎（4）

9. 胸（背）部包扎法：急救者面对患者，将三角巾折叠成燕尾状，燕尾底边向下，放在胸前下方（图 8-40），燕尾夹角对正前正中线，再将一侧燕尾底角与顶角带相连打结（图 8-41），把两燕尾角向上翻起，分别覆盖患者两侧肩部至背部（图 8-42）；到患者背后，将顶角带与一侧燕尾底角拉向背后打结（图 8-43）；再将两侧燕尾底角拉紧，一侧三角巾底角带穿过横带后向上提起，与另一燕尾角打结（图 8-44）。包扎背部时，将燕尾放在背部即可，其他与胸部包扎法基本相同。

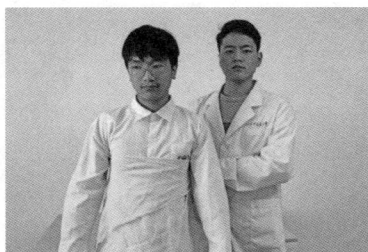

图 8-40 胸（背）部包扎（1）

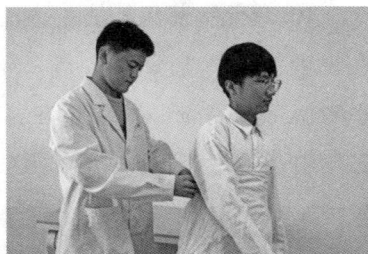

图 8-41 胸（背）部包扎（2）

223

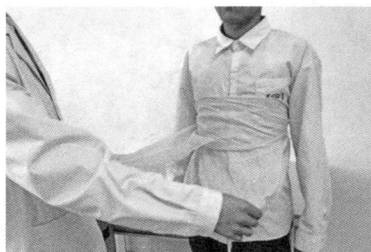

图 8-42　胸（背）部包扎（3）

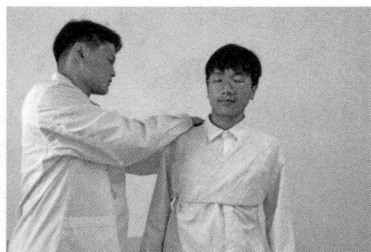

图 8-43　胸（背）部包扎（4）

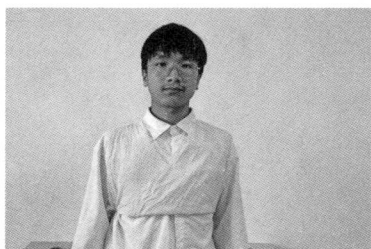

图 8-44　胸（背）部包扎（5）

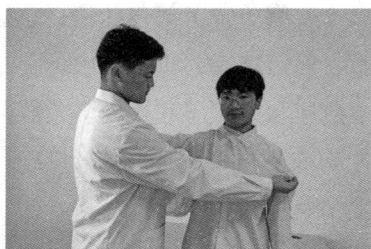

图 8-45　单侧胸部包扎（1）

10. 单侧胸部包扎法：急救者面对患者，先将三角巾顶角放在患者伤侧肩上（图 8-45）；再将底边向内折叠两指后，围绕患者胸部至背部，两底角在背后相遇打结（图 8-46）；最后将三角巾顶角带向背后拉紧，于两底角结处相遇打结（图 8-47）。

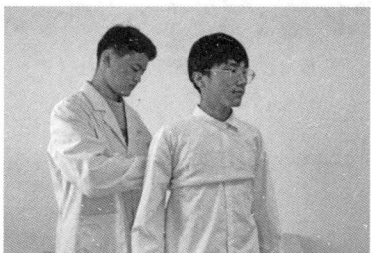

图 8-46　单侧胸部包扎（2）

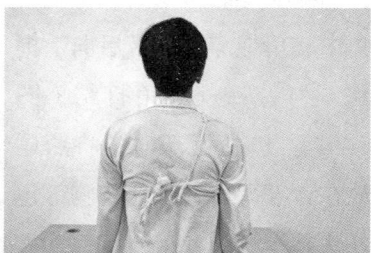

图 8-47　单侧胸部包扎（3）

11. 腹部包扎法：急救者面对患者，先将三角巾底边向上，顶角向下，覆盖患者腹部（图 8-48），三角巾底边齐腰（图 8-49），两侧底角围绕到患者腰后打结（图 8-50）；再将顶角带从患者两腿间拉向后上方（图 8-51），于两底角结处相遇打结（图 8-52）。

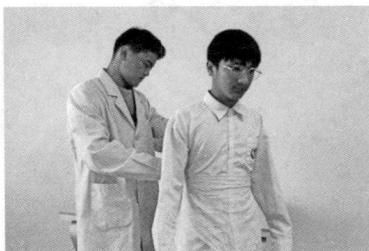

图 8-48　腹部包扎（1）

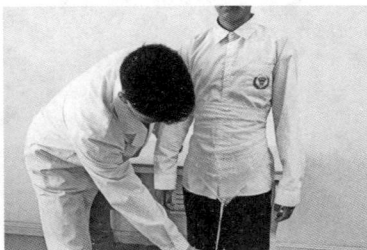

图 8-49　腹部包扎（2）

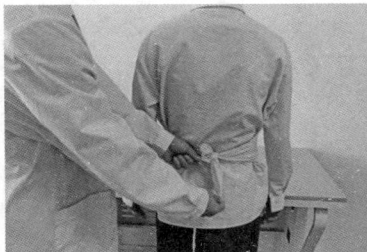

图 8-50　腹部包扎（3）

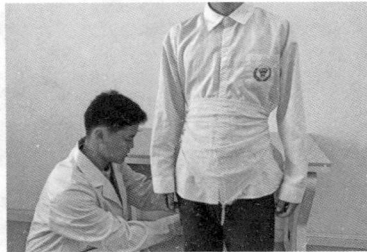

图 8-51　腹部包扎（4）

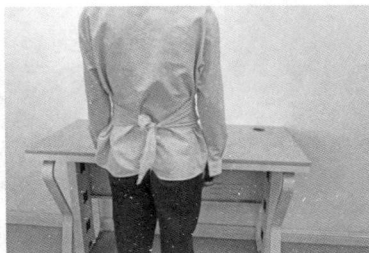

图 8-52　腹部包扎（5）

12. 臀部包扎法：急救者面对患者，先将三角巾底边向上，顶角向下，覆盖患者臀部，三角巾底边齐腰（图 8–53），两侧底角围绕到患者腹部打结（图 8–54）；再将顶角带从患者两腿间拉向前上方，于两底角结处相遇打结（图 8–55）。

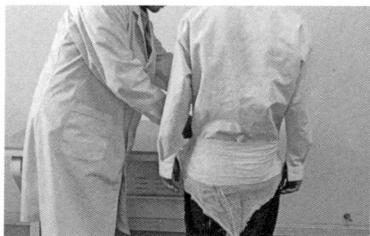

图 8–53 臀部包扎（1）

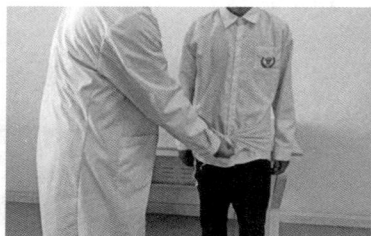

图 8–54 臀部包扎（2）

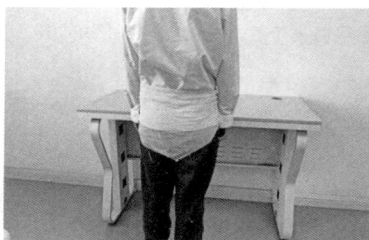

图 8–55 臀部包扎（3）

13. 腋下包扎法：将条带中点放在患者腋窝中点，压住敷料，在同侧肩上交叉，再在另一侧腋下打结（图 8–56～图 8–59）。

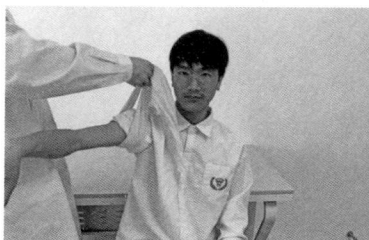

图 8–56 腋下包扎（1）

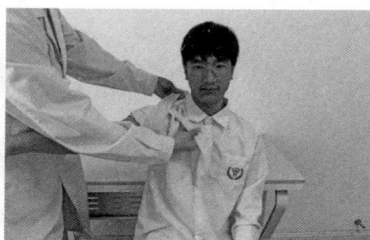

图 8–57 腋下包扎（2）

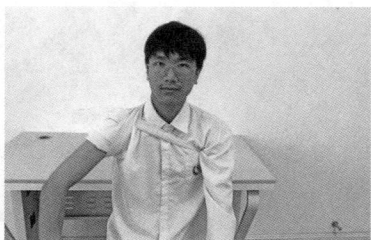

图 8-58　腋下包扎（3）

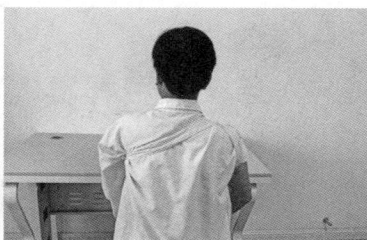

图 8-59　腋下包扎（4）

14. 上肢包扎法：先将三角巾一侧底角打结（图 8-60），用底角结套住患者伤肢的中指；再使顶角向上，拉另一底角覆盖同侧肩背部（图 8-61）；然后由外向内用顶角包绕伤肢（图 8-62），并用顶角带缠绕固定（图 8-63）；最后将前臂屈曲至胸前（图 8-64），手放在健侧锁骨处（图 8-65），三角巾两底角在对侧肩部相遇打结（图 8-66）。

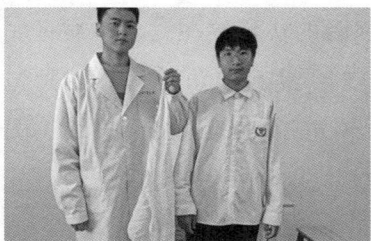

图 8-60　上肢包扎（1）

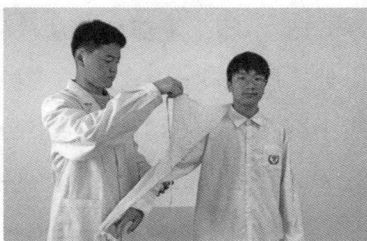

图 8-61　上肢包扎（2）

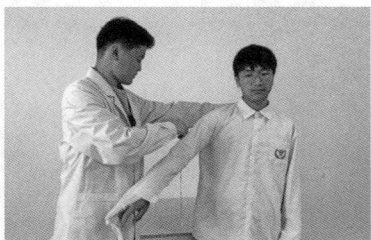

图 8-62　上肢包扎（3）

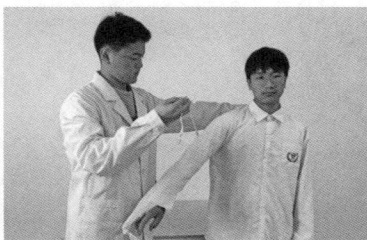

图 8-63　上肢包扎（4）

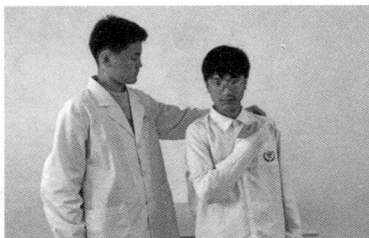

图 8-64　上肢包扎（5）

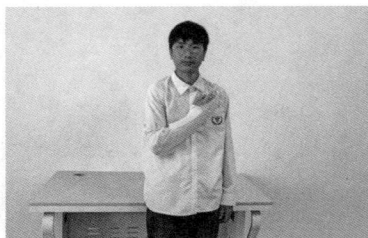

图 8-65　上肢包扎（6）

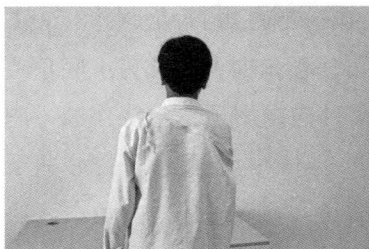

图 8-66　上肢包扎（7）

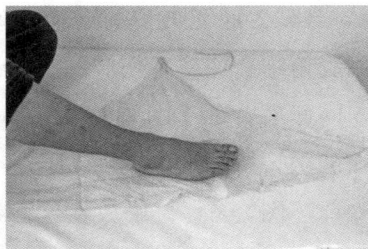

图 8-67　小腿、足部包扎（1）

15. 小腿、足部包扎法：将患者的伤足放在三角巾靠近底边处，脚趾朝向一底角（图 8-67）。提起顶角与另一底角包绕小腿（图 8-68）。包绕小腿后顶角带与底角相遇打结（图 8-69），再将底角打结（图 8-70）。将底角带拉向踝关节，并围绕踝关节打结（图 8-71）。

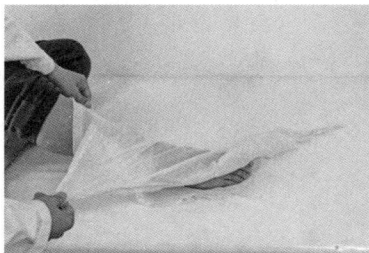

图 8-68　小腿、足部包扎（2）

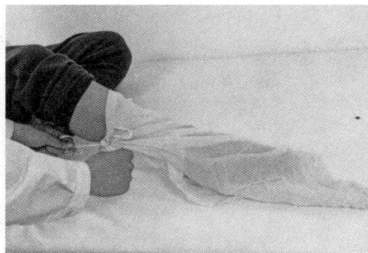

图 8-69　小腿、足部包扎（3）

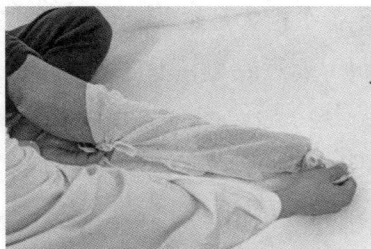

图 8-70 小腿、足部包扎（4）

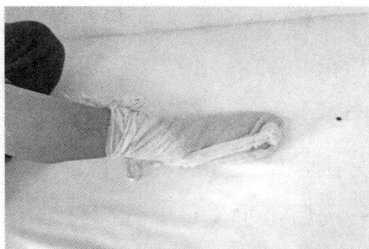

图 8-71 小腿、足部包扎（5）

16. 膝（肘）关节包扎法：根据患者受伤情况将三角巾折叠成适当宽度的条带，将条带中央覆盖于患者膝（肘）关节受伤部位（图 8-72），条带在腘（肘）窝交叉（图 8-73），分别压住条带上、下两边（图 8-74），条带两端在膝关节后面相遇打结（图 8-75）。

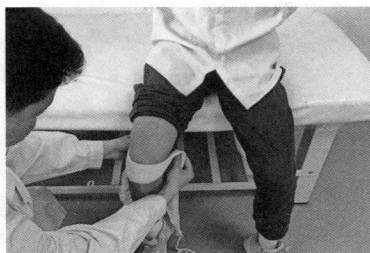

图 8-72 膝（肘）关节包扎（1）

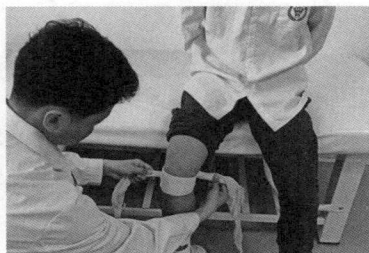

图 8-73 膝（肘）关节包扎（2）

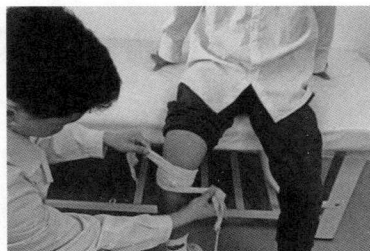

图 8-74 膝（肘）关节包扎（3）

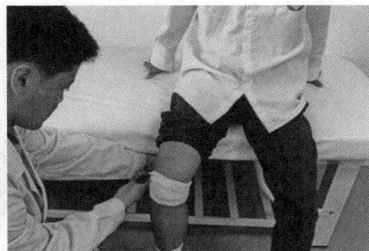

图 8-75 膝（肘）关节包扎（4）

17. 手（足）部包扎法：使患者手指（足趾）朝向三角巾顶角（图 8-76），手掌根部（足跟）靠近底边，平放于三角巾中央（图 8-77）顶角折回覆盖手（足）背（图 8-78）；两底角分别包绕至手（足）背部交叉（图 8-79），再围绕腕（踝）部一周后至手（足）背部打结（图 8-80）。

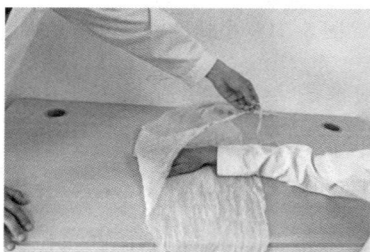

图 8-76　手（足）部包扎（1）

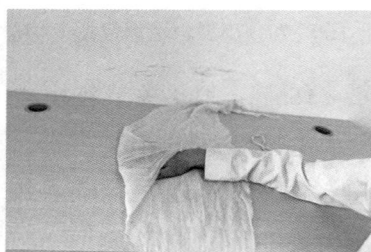

图 8-77　手（足）部包扎（2）

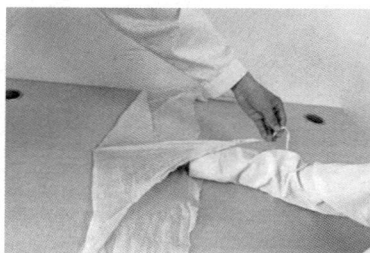

图 8-78　手（足）部包扎（3）

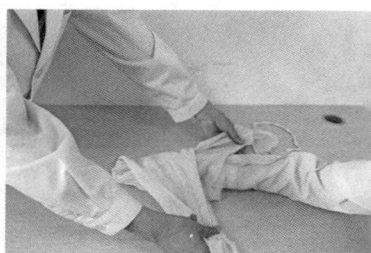

图 8-79　手（足）部包扎（4）

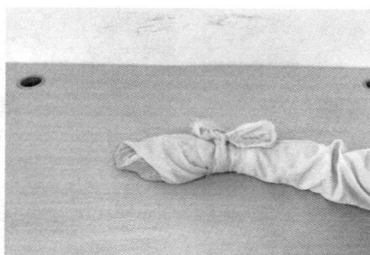

图 8-80　手（足）部包扎（5）

（四）悬臂带的制作

悬臂带可以悬吊患者前臂，起到悬吊、扶托、固定上肢、避免再受损伤、使患者相对舒适的作用。悬臂带可分为三种，一种是大悬臂带，主要用于前臂或肘关节损伤；另一种是小悬臂带，主要用于上臂或肩关节损伤；还有一种是三角悬臂带，用于锁骨、肘关节、前臂及手部等部位损伤的包扎、固定和悬吊。

1. 大悬臂带：先将三角巾一侧底角置于健侧肩部，底边与身体长轴平行（图 8-81）；再使顶角朝向伤侧肘部，肘关节屈曲，角度略小于 90°（即手部要高于肘部），患者前臂放在三角巾中部（图 8-82），将另一底角向上反折、覆盖前臂，通过伤侧肩部（图 8-83）；最后使两底角在对侧锁骨上窝打结，前臂则悬吊于胸前（图 8-84）。将三角巾顶角旋转后，塞入悬臂带内（图 8-85）。

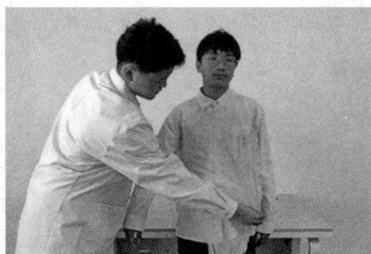

图 8-81　大悬臂带（1）

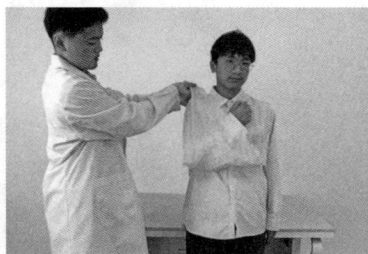

图 8-82　大悬臂带（2）

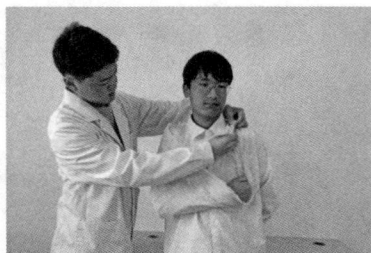

图 8-83　大悬臂带（3）

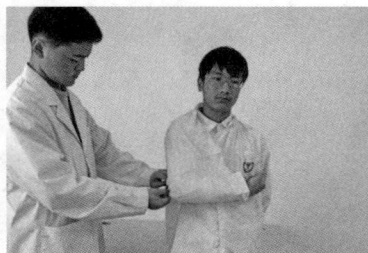

图 8-84　大悬臂带（4）

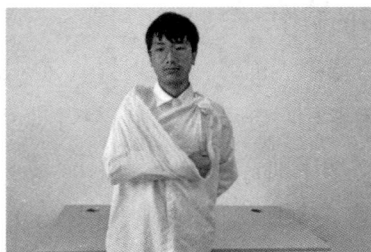

图 8-85　大悬臂带（5）

2. 小悬臂带： 将三角巾折叠成宽度适当的条带状。条带的中央放在患者伤侧前臂的下三分之一处（图 8-86），两底角在患者侧颈部打结，将前臂悬吊于胸前，肘关节屈曲，角度略小于 90°（图 8-87），即手部要高于肘部。再加用制动带固定（图8-88），以防肩关节移动，加重损伤（图 8-89、图 8-90）。

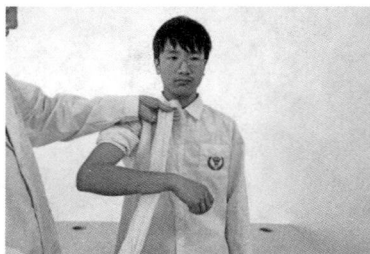

图 8-86　小悬臂带（1）

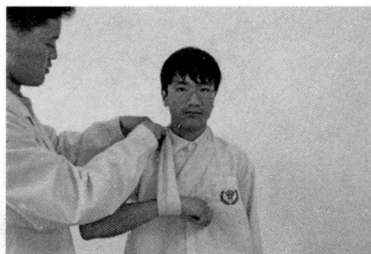

图 8-87　小悬臂带（2）

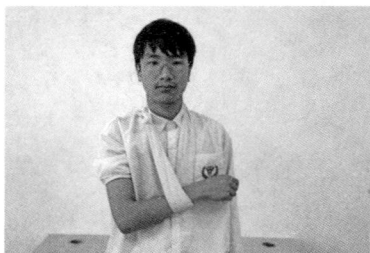

图 8-88　小悬臂带（3）

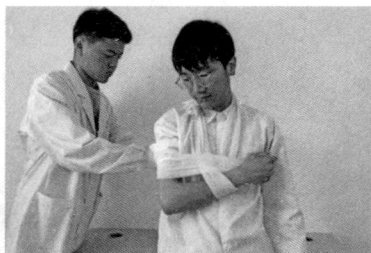

图 8-89　小悬臂带（4）

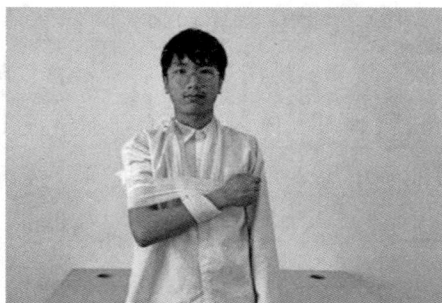

图 8-90　小悬臂带（5）

3.三角悬臂带：患者伤侧五指并拢，中指放在对侧锁骨上窝。面向患者，两手分别持三角巾的顶角与一侧底角，顶角盖住患者伤侧肘部；底角拉向对侧肩部，盖住手部，使三角巾覆盖整个手部和前臂。然后，将前臂下方的三角巾折入前臂后面。再将顶角连同底边一起旋转数周。两侧底角在对侧肩部相遇打结。需要的话可以使用制动带。

（五）特殊创伤包扎

1.脑组织膨出：颅脑损伤致脑组织膨出时，不可压迫包扎，要先用大块消毒湿纱布将受伤处盖好，再用纱布卷成保护圈，拢住膨出的脑组织，最后用尼龙网套包扎。

2.腹部内脏脱出：当患者腹部受到损伤，腹腔器官（如结肠、小肠）脱出体外，不要将脱出物送回腹腔，以免引起腹腔感染，而要采用特殊的方法进行包扎。先用保鲜膜或大块敷料覆盖伤口，再用纱布卷成环形保护圈，放在脱出的内脏周围，保护圈可用饭碗或茶缸代替，最后用三角巾包扎。

3.异物刺入体内：异物包括刀子、匕首、钢筋、铁棍，以及其他意外刺入体内的物体。异物刺入胸背部，易伤及心脏、肺和大血管；刺入腹部，易伤及肝、脾等器官；刺入头部，易伤及脑组织。异物刺入人体内后，千万不要拔出或深入，因为这些异物可能刺中患者重要器官或血管，拔出异物会造成大出血或加重损伤，深入则会加重患者受伤程度。正确的包扎方法是：先在异物两侧各放一卷绷带（或卷紧的毛巾等）（图8-91），再用绷带做"8"字形加压包扎（图8-92）。也可将三角巾折叠成条带，中间剪一个大小适中的豁口套住异物，尽可能使其不摇动，再做加压包扎。体内异物如果已经被拔出，应立即压迫出血部位、加压包扎，必要时结扎止血带。

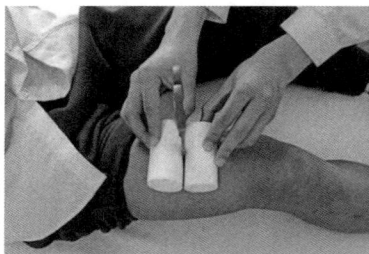

图 8-91　放置绷带

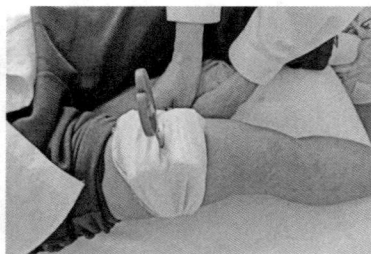

图 8-92　"8"字加压包扎

（六）注意事项

1. 包扎前要充分暴露伤口。

2. 较大、较深的出血伤口，先用无菌敷料填塞，再做加压包扎。

3. 大出血时，找准出血部位后可连同衣裤一起包扎。

4. 接触伤口面的敷料要尽量干净，最好是无菌，且敷料应够大，能充分遮盖伤口，遮盖范围至周围皮肤的 5 ～ 10cm。

5. 包扎不能过紧或过松，过紧会引起疼痛和肿胀，过松容易脱落。结不要打在伤口上。

6. 有骨折或关节损伤的伤口，包扎后应做固定。

7. 用绷带包扎应从肢体远心端缠向近端，绷带头必须压住，以免松脱，圈与圈重叠以 1/2 宽度为宜。

三、骨折固定

骨折固定技术是为了避免患者骨折断端移位损伤血管和神经，在减轻患者疼痛的同时也可以对软组织损伤、血管神经损伤和关节脱位等起到稳定的保护作用。

对于发生骨折或疑似骨折的患者，必须立即在现场采取骨折临时固定措施，对伤处加以固定，限制其活动，避免加重骨折断端对血管、神经、肌肉及皮肤等组织的损伤。这样做可以减轻患者的痛苦，防止休克，同时也便于搬运患者。注意，固定的目的只是限制肢体活动，不要试图复位。如果肢体过度畸形，可根据伤情沿伤肢近端长轴方向牵拉、旋转骨折远心端肢体，使其大致对位、对线，然后固定。

（一）骨折的主要症状

1. 疼痛： 骨折后局部剧痛、压痛明显。四肢骨折可有纵向叩击痛。

2. 肿胀： 骨折断端刺破周围血管、软组织及骨髓腔造成的出血，是骨折后局部早期肿胀的原因。骨折部位不同，出血量也不同。

3. 畸形： 骨折部位形态改变，如成角畸形、旋转畸形、肢体缩短等。

4. 骨摩擦音及骨摩擦感： 骨折断端相互摩擦时所产生的声音及感觉。禁止故意做此项检查。

5. 外出血： 开放性骨折肌肉、皮肤、黏膜破损，甚至可见骨的断端，可发生外出血，甚至休克。

6. 功能障碍： 骨的运动和保护功能受到影响或完全丧失。

（二）骨折固定的材料

1. 夹板类： 用于扶托、固定伤肢，其长宽要和伤肢相适应，长度应包括骨折部位两端的关节，包括铝芯塑形夹板（SAM 夹板）、充气夹板、真空夹板、躯干夹板、颈托和头部固定器等。也可就便取材，如报纸、杂志、木板、硬纸板、木棍、竹片、竹竿、雨伞或手杖等均可利用。

2. 敷料类： 用于垫衬的有棉花、布料、衣服等。用于包扎捆绑夹板的有三角巾、绷带，甚至腰带、头巾、绳子等。但是，不能使用铁丝和电线等。

（三）注意事项

1. 遵循先救命、后治伤的原则。如患者的心跳和呼吸都已停止，应立即进行心肺复苏；如有大血管破裂出血，应同时采取有效的止血措施。

2. 开放性骨折，必须先止血，再包扎，最后固定，顺序不可颠倒。闭合性骨折直接固定即可。

3. 下肢或脊柱骨折，应就地固定，尽量不要移动患者，以防加重损伤。

4. 夹板等固定材料不要直接与皮肤接触，要用棉垫、毛巾、衣物等柔软物垫好，尤其骨突部位与悬空部位更要垫好。

5. 肱骨或尺骨、桡骨骨折固定时，均应使肘关节屈曲，角度略小于 90°，即手要高于肘部，再用悬臂带将前臂悬吊于胸前；股骨或胫、腓骨骨折固定时，应使膝关节伸直。

6. 严禁将断端送回伤口内，以免加重感染与损伤。

7. 四肢骨折固定时，一般先固定近端，后固定远心端。应尽量露出四肢末端，以观察血液循环情况，如患者指（趾）端出现苍白、青紫、发冷、麻木等表现，应立即松解，查清原因，重新调整夹板的位置或松紧，以免肢体缺血、坏死或损伤神经。

（四）常见部位固定的操作方法

1. 头部（颅骨）骨折固定：一般单纯颅骨裂缝不需固定。可将患者的头稍抬高，用沙袋或枕头等物品放在头的两侧，避免搬运途中头部来回晃动。头部骨折常合并脑组织损伤或颅内血肿，如有脑组织膨出，则以无菌纱布覆盖伤口，用碗覆盖在敷料上，用三角巾固定。

2. 下颌骨骨折的固定：将三角巾折叠成一掌宽的条带，将条带的三分之一处置于患者颏部，从两侧兜住下颌，分别盖住双耳，通过头顶正中部位，并在一侧耳上旋转、交叉，然后从两眉上部通过，两底角在对侧相遇打结（图 8-93 ～图 8-95）。

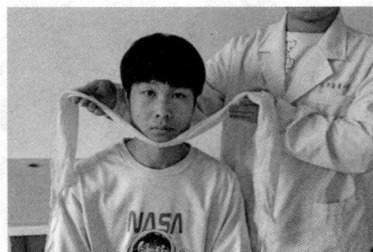

图 8-93　下颌骨骨折的固定（1）　图 8-94　下颌骨骨折的固定（2）

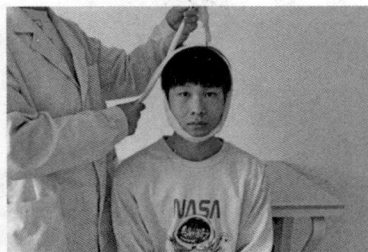

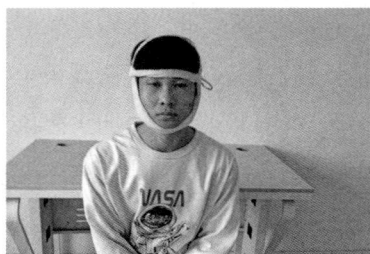

图 8-95　下颌骨骨折的固定（3）

3. 锁骨骨折固定："8"字固定法：先在患者两侧腋下放好衬垫，再将三角巾折叠成四指宽的条带，以横"8"字形缠绕两肩，使两肩向后，胸部前挺，在背部交叉打结固定（图8-96～图8-100）。

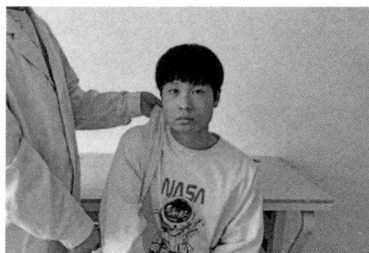

图 8-96　锁骨骨折的固定（1）

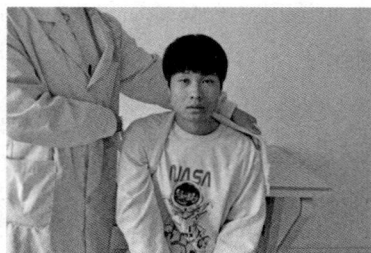

图 8-97　锁骨骨折的固定（2）

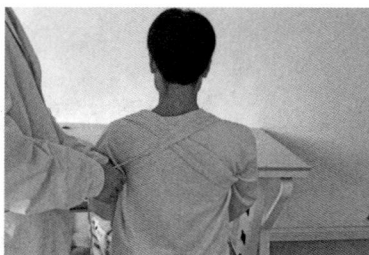

图 8-98　锁骨骨折的固定（3）

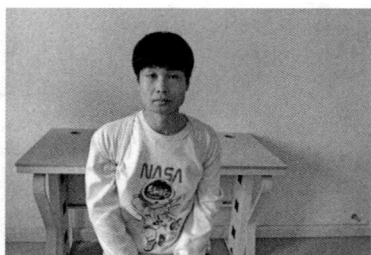

图 8-99　锁骨骨折的固定（4）

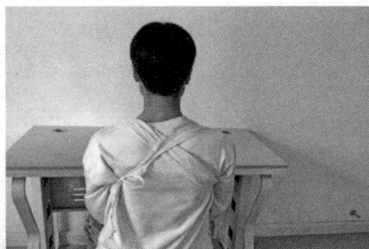

图 8-100　锁骨骨折的固定（5）

双环固定法：先将两块三角巾分别折叠成条带状，并分别固定在患者的两侧肩部，再将两侧的条带尾端连接打结，使患者两肩向后，胸部前挺。

三角悬臂带固定锁骨骨折：用三角悬臂带固定后，再加用制动带。

4. 脊柱骨折固定：脊椎受伤后，容易导致脊柱骨折和脱位，严重时可伴有脊髓损伤。同时，脊柱骨折容易造成早期休克、截瘫和脊髓腔内感染，甚至导致死亡。脊柱骨折搬运不当，也会引起脊髓损伤。

颈部的固定：患者应保持水平仰卧位，用颈托固定，或用硬纸板、衣物等做成颈托进行临时固定（图 8-101）。

胸腰部的固定：将沙袋、衣物等放至患者身体两侧，再用绷带或强力自粘绷带将患者固定在脊柱板担架或硬板床上，防止患者身体移动。怀疑为脊椎损伤时，切忌扶患者行走，应使其躺在软担架上。

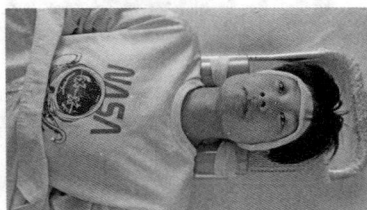

图 8-101　颈部的固定

5. 肋骨骨折固定：使用 3 条三角巾，将每条三角巾折叠为 4 ~ 5 指宽的条带，分别围绕患者胸部紧紧包扎，于患者呼气末时在健侧腋中线打结，使 3 条条带松紧度相同，最后用三角悬臂带悬吊伤侧前臂（图 8-102、图 8-103）。

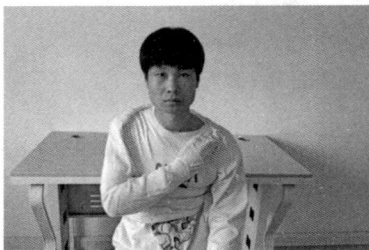

图 8-102　肋骨骨折固定（1）

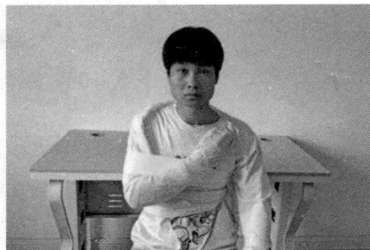

图 8-103　肋骨骨折固定（2）

6. 骨盆骨折固定：先用三角巾固定患者臀部，再在两膝关节之间加用衬垫，用条带将两侧膝关节固定在一起（图 8-104、图 8-105）。

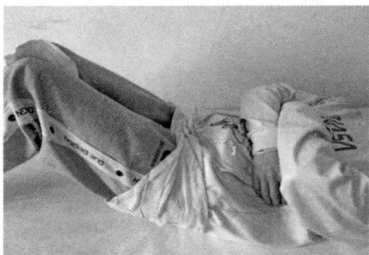

图 8-104　骨盆骨折固定（1）

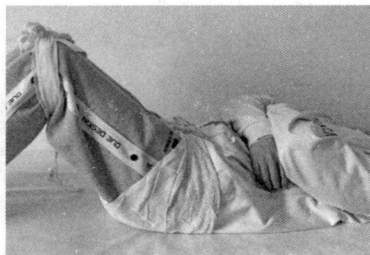

图 8-105　骨盆骨折固定（2）

7. 上臂（肱骨）骨折固定

（1）夹板固定法：如果有两块夹板，先将两块夹板分别放在上臂内（手掌侧）、外（手背侧）两侧，用绷带或三角巾固定夹板的近、远两端，再用小悬臂带将患者前臂悬吊于胸前，使肘关节屈曲，以限制肩关节活动，最后用制动带固定，防止肩关节活动（图 8-106 ～图 8-108）。如果只有一块夹板，则把夹板放在患者上臂外侧，用患者躯干当作内侧夹板，用两条三角巾条带捆绑，在对侧打结固定，用小悬臂带悬吊前臂，并加用制动带（图 8-109 ～图 8-111）。

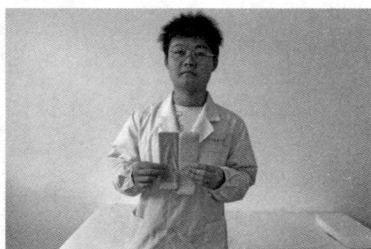
图 8-106　双夹板固定（1）

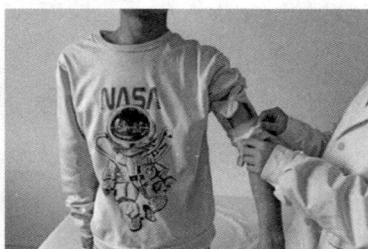
图 8-107　双夹板固定（2）

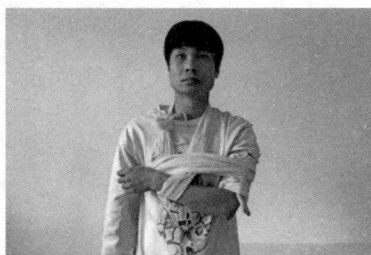
图 8-108　双夹板固定（3）

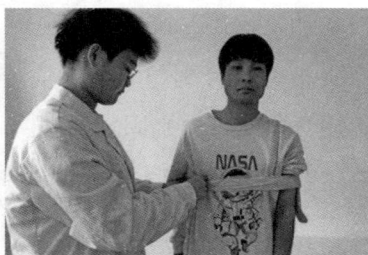
图 8-109　单夹板固定（1）

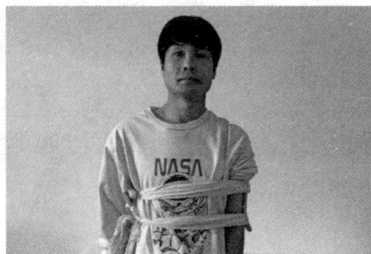
图 8-110　单夹板固定（2）

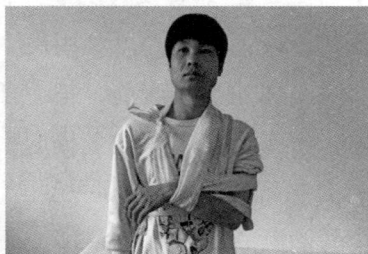
图 8-111　单夹板固定（3）

（2）三角巾固定法：无夹板时，可用两条三角巾分别折叠成两条宽约四指的条带，用条带分别固定患者骨折部位两端，在对侧腋下打结，再用小悬臂带悬吊患者前臂。也可先将三角巾折叠成 10～15cm 宽的条带，条带中央正对患者骨折部位，在对侧腋下打结，将上臂直接固定在躯干上，再用小悬臂带将前臂悬吊于患者胸前，使肘关节屈曲。

（3）铝芯塑形（SAM）夹板固定法：此种夹板既有一定的坚挺性，又有较强的可塑性，是一种比较理想的夹板。先将铝芯塑形夹板放在上臂内外两侧，用手使夹板贴附上臂，与上臂相适应，再用两条条带分别固定铝芯塑形夹板两端，最后用小悬臂带悬吊患者伤肢的前臂。

8. 肘（膝）关节骨折固定：关节受伤时，切勿强行屈伸，以免加重损伤。可以找一个患者感觉相对舒适的关节角度，将一夹板两端分别与上臂和前臂对齐，然后用三角巾等物固定。再用两条条带分别固定两端。

9. 前臂（尺桡骨）骨折固定：固定法可参考"上臂（肱骨）骨折的固定"部分的"夹板固定法"，可用普通夹板、铝芯塑型夹板、充气夹板按下法步骤进行固定（图 8–112～图 8–115）。如若没有上述夹板，也可用毛巾被、毯子或杂志替代。若无夹板，可利用患者身穿的上衣固定。将患者伤侧肘关节屈曲贴于胸前，把手插入患者第三、四纽扣间的衣襟内，再将伤侧衣襟向上提起、反折，把伤侧衣襟下面与健侧衣襟上面的纽扣与扣眼相扣（也可以用带子将伤侧的衣襟下角与健侧的衣领系在一起），最后用腰带或三角巾条带经患者伤侧肘关节上方环绕一周打结固定，使患者上臂与前臂活动均受到限制。

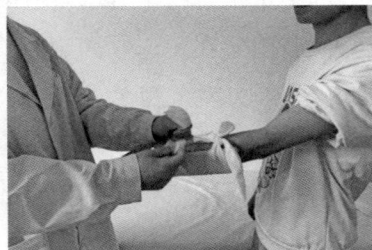

图 8-112　前臂骨折固定（1）

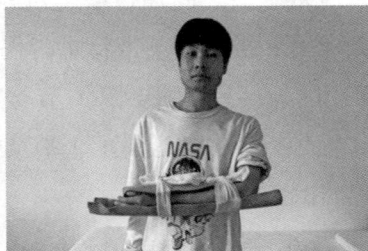

图 8-113　前臂骨折固定（2）

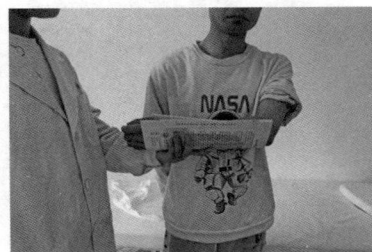

图 8-114　前臂骨折固定（3）

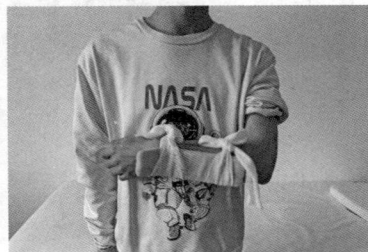

图 8-115　前臂骨折固定（4）

10. 手指骨折固定：先将两块夹板分别放在手指内外两侧，再用胶布或绷带等固定，还可将伤指与健指固定在一起（图 8-116、图 8-117）。

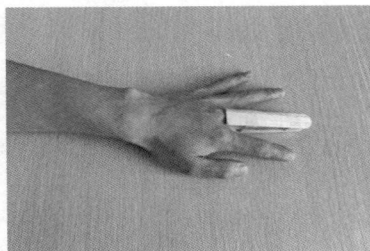

图 8-116　手指骨折固定（1）

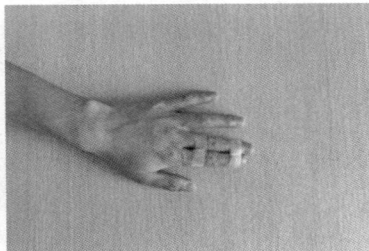

图 8-117　手指骨折固定（2）

11. 大腿与小腿（股骨、胫、腓骨）骨折健肢固定：先在患者双下肢之间加衬垫（如折叠好的毛巾被、毯子等），用四条 4～5 指宽的条带将患者伤肢与健肢固定在一起。固定时，先用"8"字形固定踝关节与足部，再依次固定膝关节下方、靠近骨折部位的近（上）端及远（下）端，均在健侧打结（图 8–118～图 8–123）。

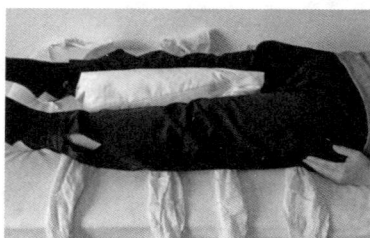

图 8–118　大、小腿骨折固定（1）

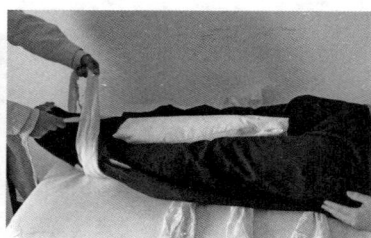

图 8–119　大、小腿骨折固定（2）

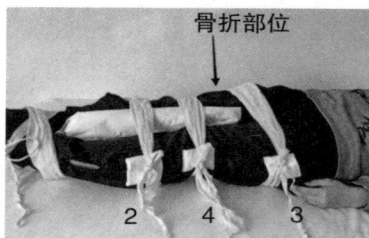

图 8–120　大、小腿骨折固定（3）

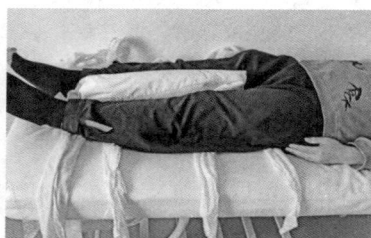

图 8–121　大、小腿骨折固定（4）

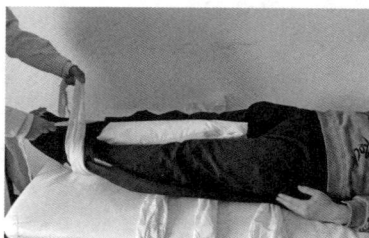

图 8–122　大、小腿骨折固定（5）

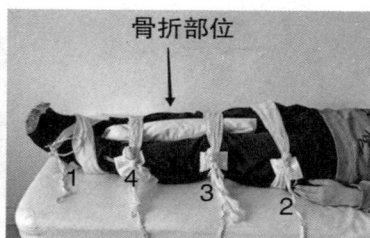

图 8–123　大、小腿骨折固定（6）

四、搬运

在完成现场基础生命支持和初步处理后，尽快将患者安全迅速转移到医院做进一步救治是抢救患者流程中关键的一步。伤情不同，采取的搬运方法也不同，搬运过程中尽量做到受伤部位不负重、不受压、不扭曲，避免震动，减少患者痛苦。在整个搬运过程中要继续观察患者病情变化并及时处理。

急救中常用的搬运方法有徒手搬运、担架搬运、特殊搬运等。

（一）徒手搬运

徒手搬运是指在搬运伤员的过程中，仅凭借人的力量不借用搬运工具的一种搬运方法。适用于患者病情较轻或现场环境受限不宜使用搬运工具的场景。

1. 扶行法：适用于伤势比较轻的伤病员，采取背、抱或扶持等方法。

（1）单人扶行法：急救者站在伤者身旁，将患者靠近自己一侧的上肢搭于自己的颈部，用手握住患者的手，另一手绕到患者背后扶其腋下或腰部，搀扶行走（图8-124）。主要适用于伤势不重、无下肢骨折、可下地行走者。

（2）双人扶行法：两名急救者站于患者两侧，靠近患者侧的手扶住其腋下或腰部。患者两臂分别搂住两名急救者的颈部，两名急救者分别用另

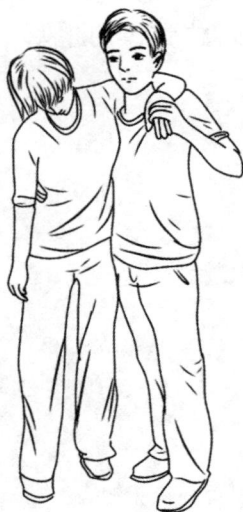

图8-124 单人扶行搬运

一手握住患者的两手（图 8-125）。此法适用于伤势不重、无下肢骨折者。

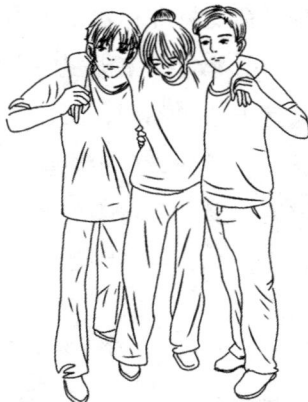

图 8-125　双人扶行搬运

2. 抱持法： 急救者一侧手臂穿过患者背部搂住腋下，另一手臂放在患者大腿下面，将患者抱起（图 8-126）。脊柱、下肢骨折者禁用此法。

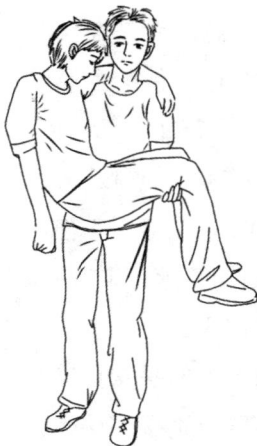

图 8-126　抱持搬运

3. 背负法：急救者背朝患者蹲下，让患者将双臂从急救者肩部伸到胸前，两手紧握（图8-127），急救者抓住患者的大腿慢慢站起来。

4. 肩扛法：急救者一手固定患者的手，另一侧上肢置于患者两腿之间，缓慢直立，使患者扶于急救者肩部，并用手固定患者一侧下肢（图8-128）。脊柱、四肢骨折者禁用此法。

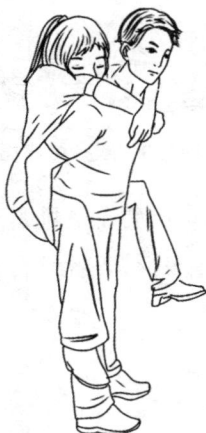

图8-127　背负搬运　　　　图8-128　肩扛搬运

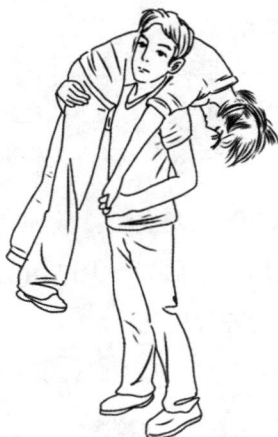

5. 双人徒手搬运

（1）双人抬座法：两个救护者将双手互相交叉成井字形握紧（图8-129），使伤员坐在上面，双手扶住急救者的肩部（图8-130）。适用于意识清醒的体弱伤者。

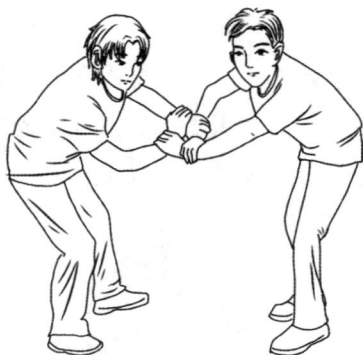

图 8-129 双人抬座搬运

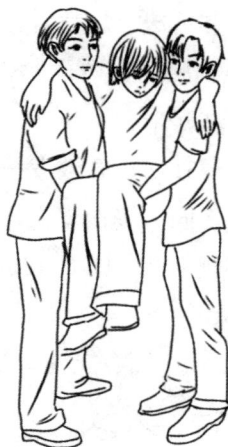

图 8-130 双人抬座搬运

（2）双人抱法：救护者一人抱住伤员的臀部、腿部；一人抱住肩部、腰部（图 8-131）。适用于意识不清者，脊柱、下肢骨折者禁用此法。

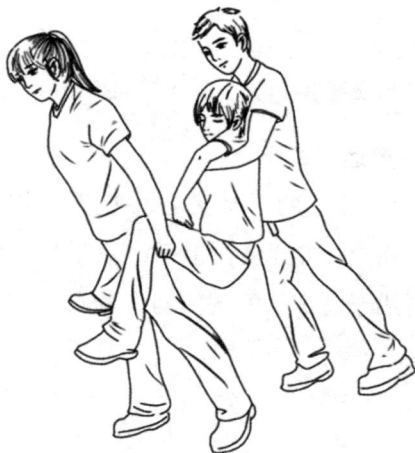

图 8-131 双人抱搬运

（二）担架搬运

使用担架或利用现场毯子、被子、衣服等制作担架搬运伤者是比较便捷、省力的搬运方法。

1. 自制担架法：在没有现成的担架而需要担架搬运伤病员时需自制担架，将伤者固定于担架进行搬运。

（1）用木棍制作担架：用两根长约 2.4m 的木棍，或两根长约 2.4m 的竹竿绑成梯子形，中间用绳索来回绑在两长棍之中即成。

（2）用上衣制担架：用上述长的木棍或竹竿两根穿过两件上衣的袖筒中即成。常在没有绳索的情况下用此法。

（3）用椅子代担架：用两把扶手椅对接，用绳索固定拼接处即成。

2. 担架搬运法：担架是运送伤者基本和常用的工具。其特点是折叠后体积轻巧，便于携带；运送患者平稳舒适，对体位影响小；上下楼梯或交通工具方便，不受地形、道路等条件限制。

患者固定于担架上，平地行进时头在后、脚在前，上下坡时头在高位，抬头部的担架员要放低担架，抬脚部的要抬高担架，尽量保持患者躯体呈水平状态。

（三）特殊搬运

对于危重患者和一些特殊损伤患者，搬运时需要根据具体情况采取恰当的方法，避免损伤加重。

1. 脊柱、脊髓损伤患者的搬运：搬运脊柱、脊髓损伤者时应防止脊椎弯曲或扭曲，严禁用一人抬胸、一人抬腿的拉车式搬运，因这种方式会增加脊柱的弯曲度，可能将碎骨片向后挤压至椎管内，加重脊髓的损伤。搬运时必须托住伤员的头、肩、臀和下肢，保持躯体呈一直线。颈椎骨折搬运时要有专人牵引固定头部，然后多人分别托肩、臀、下肢，动作一致，抬放到担架上，颈下垫一小垫子，使头部与身体呈直线，颈两侧用沙袋或用颈托固定，肩部略垫高，防止头部左右旋转、前屈和后伸。

未经培训的急救者，请勿贸然搬动脊柱、脊髓损伤的患者，以免导致更加严重的后果，甚至危及患者生命。建议及时拨打急救电话，等待专业急救者转运患者。

2. 颅脑损伤患者的搬运：颅脑损伤患者常有脑组织暴露和呼吸道不畅等表现，搬运时应尽量避免头部受到震荡，使患者取健侧卧位，使其保持呼吸道通畅。对于脑组织暴露者，应保护好其脑组织，可用衣物、枕头、巾单等将患者头部垫好，减轻震动。对于合并颈、腰部骨折的伤者，以及昏迷患者，要特别注意平卧及头颈整体固定，可用衣物固定人体为正直位，置于硬板上，搬运时保证头颅、颈部和躯体处于水平且固定的位置，有条件的要给伤者戴上头颈托。

3. 胸部伤患者的搬运：胸部的基本结构对肺脏、心脏大血管等脏器具有支撑和保护作用，受伤后常伴有呼吸和循环功能障碍。搬运时患者宜采取坐位或半坐位，如使用坐式担架、折叠椅等工具。转运途中密切观察患者有无呼吸障碍或张力性气胸表现。

4. 腹部伤患者的搬运：开放性腹部损伤者可合并肠管、网膜等内脏脱出，急救时切勿盲目将其回纳腹腔，以防腹腔感染。应首先用消毒纱布覆盖伤处，然后扣上一个大小适当的碗或盆，再用三角巾将碗或盆包扎固定，以防肠管等脏器在搬运中受到牵拉、挤压等二次伤害。搬运时患者应采取仰卧位。根据腹部开放性伤口的走向，选择合适的体位，如腹部伤口为横向，患者必须屈曲下肢，以防止腹腔脏器受压而脱出。如伤口为纵向，应让患者伸直双下肢，此类患者宜用担架或木板搬运。闭合性腹部损伤患者在搬运时要密切关注患者生命体征的变化，注意有无休克表现。

5. 骨盆骨折患者的搬运：骨盆骨折患者搬运时采取平托法，避免因骨盆断端移位造成大出血或神经损伤。搬运时至少需要三人参与，三人位于患者同一侧，一人靠近患者胸部，使患者的手臂搂住急救者的颈部，一人靠近患者腿部，一人专门保护骨盆，三人双手平伸，同时用力将患者抬起放于硬板担架上，使患者双侧髋关节和膝关节屈曲，在其骨盆两侧用沙袋或衣物等固定，胸、腹、骨盆、膝、踝等部位用宽布带固定于担架上，防止途中颠簸和转动。

6. 其他病情搬运法：搬运颌面部伤患者时，应让患者采取健侧卧位，便于口内血液及分泌物向外流出，保持呼吸道通畅，以防窒息。

搬运休克患者应采取平卧位或休克体位。

搬运心力衰竭患者时应取坐位或半卧位。

哮喘患者应取坐位或半卧位。

搬运昏迷患者时，应使其平卧，头转向一侧或取侧卧位。搬运时应注意观察患者是否出现呕吐的情况，如患者出现呕吐，应立即处理，以免患者将呕吐物吸入气管，引起窒息死亡。

搬运烧伤、烫伤患者时，应用清洁的敷料覆盖创面，动作轻柔、平稳，不可以拖拽患者，以免造成创面剥脱。